Knut Sroka

Herzinfarkt
Neue Wege

Vom Scheitern moderner Herzmedizin

10 ärztliche Ratschläge,
die dem Herzpatienten wirklich helfen

Knut Sroka

Herzinfarkt

Neue Wege

Vom Scheitern
moderner Herzmedizin

10 ärztliche Ratschläge,
die dem Herzpatienten wirklich helfen

© Dr. Knut Sroka, Hamburg 2006
Herstellung und Verlag: Books on Demand GmbH, Norderstedt
Layout: Janine Warmbier
Fotos: Forschungsgruppe Steiber, H.-W. Döring, Dr. K. Sroka
Printed in Germany
ISBN-10: 3-8334-5410-5
ISBN-13: 978-3-8334-5410-3

Inhalt

Vorwort

Über eine viertel Million Menschen erleiden jedes Jahr einen Herzinfarkt in Deutschland. Die Medizin preist ihre Erfolge im Kampf gegen den Herztod. Doch bei Licht besehen hat sich in den vergangenen Jahrzehnten kein entscheidender Durchbruch eingestellt. In der Behandlung des Herzinfarkts klaffen Anspruch und Wirklichkeit weit auseinander.

Dieses Buch verspricht neue Aspekte zum diesem Thema und neue Wege zur Vorbeugung und Behandlung der Infarktpatienten. Der Anspruch ist also nicht gering. Was ist neu? Zum einen der Nachweis, dass die Kranzgefäßverengungen in ihrer Bedeutung für die Infarktentstehung weit überschätzt werden. In der Regel behindern diese Verengungen nicht den Blutfluss, weil der Körper in ausreichendem Maß seitliche Umgehungsbahnen um die verengten Gefäße bildet. Daraus folgt, dass die Praxis, Bypässe zu legen und Ballon-Katheter zu schieben, im wesentlichen ins Leere zielt. Der Leser wird mit den wissenschaftlich belegten Ergebnissen dieser Praxis konfrontiert. Bypass-Op und Ballon-Katheter sind, von Ausnahmen abgesehen, nicht geeignet, einen Herzinfarkt zu verhüten oder das Leben zu verlängern.

Dann war es überfällig, die Legende vom schädlichen Cholesterin zurechtzurücken. Herzpatienten tragen sich mit der Sorge, dass die Blutfette in ihre Gefäßwände einwandern, sich dort ansammeln und die Arterien verstopfen. Aggressive Senkung des Cholesterins ist neben dem Herzkatheter heute die wichtigste Säule in der Vorbeugung vor einem Herzinfarkt. Hier wird ein falsches Spiel getrieben. Cholesterin ist nicht schädlich. Im Gegenteil, Cholesterin ist lebenswichtig.

Soviel zur notwendigen Kritik. Wenn aber nicht die Kranzgefäße, was führt dann zum Infarkt? Die Wissenschaft hat den Einfluss des »vegetativen Nervensystems« auf die Auslösung eines Herzanfalls in den letzten Jahren näher präzisiert. Dadurch konnten neue Erkenntnisse zur Entstehung des Herzinfarkts gewonnen werden.

Kenntnisse zum »vegetativen Nervensystem« sind wesentlich spärlicher gesät als die allgemein verbreitete Vorstellung von der Verstopfung der Herzkranzgefäße. Das vegetative Nervensystem besteht aus zwei Polen, dem »Symphatikus« und dem »Parasymphatikus«. Bei Stress und Anspannung wird der »Sympathikus« aktiviert. Die sympathischen Nervenimpulse veranlassen das Herz schneller und kräftiger zu schlagen, treiben den Herzstoffwechsel in die Höhe und steigern die Kreislaufleistung. In Ruhephasen und zur Nacht wird der Gegenspieler des Sympathikus, der »Parasympathikus« aktiviert. Die parasympathischen Impulse bremsen den Stoffwechsel und beruhigen das Herz, lassen es langsamer und damit ökonomischer schlagen.

Bei Herzkranken, dies ist der heutige Stand der Forschung, ist der parasympathische Einfluss auf das Herz defekt. Die Mehrzahl der Herzanfälle wird durch akute

Blockierungen der parasympathischen Bremse verursacht, wodurch der Herzstoffwechsel überdreht und übersäuert. Ein akut übersäuerter Herzmuskel löst ein Engegefühl in der Brust und anfallsartige Herzschmerzen aus. Die defekte parasympathische Steuerung geht auf eine Vielzahl an biologischen Faktoren, auch auf seelische Einflüsse, auf einen ungesunden Lebensstil und auf Umweltbelastungen zurück. Die Blutzufuhr durch die Kranzgefäße ist dabei in keiner Weise eingeschränkt. Die meisten Herzanfälle werden nicht durch verengte Herzkranzgefäße verursacht, wie irrtümlicherweise angenommen, sondern sind die Konsequenz eines Steuerungsdefektes der Herztätigkeit.

Der Parasympathikus ist mit Erholung, Ruhe, Regeneration, aber auch mit Gefühl, mit zwischenmenschlicher Beziehung und Liebe verknüpft. Mit dem Parasympathikus betreten die unterschiedlichsten Seiten des Lebens die Bühne der Infarktentstehung. Statt dem Duo aus Kranzgefäßverengung und Sympathikus-Stress rückt mit dem parasympathischen Defekt die Lebensgeschichte der Herzpatienten in den Mittelpunkt.

Der Parasympathikus hat einen »Gefährten« im Organismus. Das ist »NO«, Stickstoffmonoxid, ein kleines hochbewegliches Molekül, das in den Gefäßwänden gebildet wird. Parasympathikus und »NO« ergänzen und verstärken einander. »NO« schützt das Herz, indem es genauso wie der Parasympathikus den Herzstoffwechsel bremst und dadurch vor Übersäuerung bewahrt.

Der entscheidende Gegner von »NO« ist »oxidativer Stress«. Dabei handelt es sich um das zerstörerische Wirken sogenannter »freier Radikale«, worauf ausführlich eingegangen wird. Die Gift- und Schmutzbelastung unserer Umwelt und die ungesunde Ernährung mit industriellen Produkten, denen die lebenswichtigen Nährstoffe weitgehend ausgetrieben sind, sind die Hauptursache für oxidativen Stress. Die freien Radikale putzen »NO« weg und berauben den Organismus dieses wichtigen Schutzes vorm Infarkt.

Ein geschwächter Parasympathikus und der oxidative Stress sind zwei zentrale Faktoren in der Entstehung eines Herzinfarkts. Damit rücken die persönliche Biographie und die Belastungen der industriellen Lebensweise ins Zentrum. Also eine weitgehende Verschiebung des Schwerpunkts mit wichtigen Konsequenzen für die Vorbeugung und Behandlung.

Nicht eingreifende Manipulationen an den Kranzgefäßen, nicht das übliche Arsenal an Chemie, sondern die Lebensführung und eine vertrauensvolle hausärztliche Führung rücken in den Mittelpunkt. Es wird gezeigt, dass eine gesunde Ernährung, die sich nicht um das Dogma »cholesterinarm« kümmert und dass die emotionale Unterstützung der Infarktpatienten die stärksten Faktoren sind, um den Patienten vorm Herztod zu schützen. Daran anschließend rangieren der Verzicht aufs Nikotin, regelmäßige körperliche Aktivität sowie ein sparsamer Einsatz von »Beta-Blockern« und »ASS« auf den nächsten Plätzen. Yoga, Akupunktur und Qi-Gong, die Angebote aus Fernost, dürften in ihrer Wirksamkeit ähnlich einzustufen sein. Hingegen können die meisten eingreifenden Medikamente, die der Herzpatient täglich schluckt, seine Lebenserwartung nicht verbessern. Das gleiche gilt, von Ausnahmen abgesehen, für den Herzkatheter und die Bypass-Operation. All dies, so ungewohnt und überraschend es klingt, wird mit harten Zahlen belegt.

Dieser Ratgeber richtet sich in erster Linie an den Herzkranken und seine nächsten Angehörigen. Wenn sich der Herzpatient auf diese schonenden Maßnahmen einlässt, die sein Leben durchaus bereichern können, stärkt er seine parasympathischen Herzimpulse und verringert seine oxidative Stressbelastung. Damit geht er dem Übel an die Wurzel und hat gute Aussichten auf ein langes Leben. Umstellungen in der Ernährung und die emotionalen Seiten betreffen direkt auch den Lebenspartner und die Familie, deren mitfühlende Begleitung eine wichtige Stütze auf diesem Weg sein kann.

Damit sich die geschilderten Konsequenzen in der medizinischen Praxis durchsetzen, ist eine kritische Auseinandersetzung innerhalb der Fachwelt unumgänglich. Viele Ärzte sind mit der heutigen Entwicklung in der Medizin keineswegs einverstanden. Die High-Tech-Abteilung wird allerdings nicht kampflos das Feld räumen und verfügt über sehr viel Geld und großen gesellschaftlichen Einfluss. Um dem Patienten in der täglichen Praxis das sinnvollste Behandlungsangebot machen zu können, muss unter Ärzten und Fachleuten energisch gestritten werden.

Sinnvolle Hilfe für den Infarktpatienten erfordert auch neue gesundheitspolitische Weichenstellungen. Ein noch konsequenteres Eindämmen der Industrie- und Autoabgase, die dringliche Reduktion von Feinstaub und Ozon sowie Maßnahmen, um den Organismus von den vielfältigen Umweltbelastungen zu entgiften, würden entscheidend zum Rückgang von Herzinfarkt und Herztod beitragen. Weiterhin ist es überfällig, der gesundheitsgefährdenden Nahrungsmittelindustrie mit politischen Anstrengungen zu begegnen. Eine Eindämmung der kostenintensiven High-Tech-Medizin zugunsten schlichterer und erfolgreicherer

Maßnahmen ist natürlich auch von volkswirtschaftlichem Interesse.

Mein Dank und meine Verehrung gilt Prof. Giorgio Baroldi, emeritierter Pathologe aus Pisa. Seine grundlegenden Arbeiten öffneten mir vor etwa dreißig Jahren die Augen, dass die herrschende auf die Kranzgefäße fixierte Auffassung des Herzinfarkts nicht haltbar ist. Weiterhin möchte ich dem Kollegen PD Dr. Bodo Kuklinski, Internist und Umweltmediziner aus Rostock, für seine wertvollen biochemischen Hinweise, speziell zum oxidativen Stress und zum Vitamin E danken. Schließlich gilt mein ganz besonderer Dank meinen beiden Kindern, Katja Ann Sennewald und Jan Ole Sroka, deren Kritik und Anregungen außerordentlich hilfreich waren.

Abschließend ein persönliches Wort. Ich bin seit dreißig Jahren als Hausarzt in Hamburg tätig. Das ist nicht immer lustig. Die bürokratische Belastung ist riesig. Die Unverfrorenheit, mit der Kassen und Politik in die ärztliche Tätigkeit eingreifen, ist wenig freundlich. Und dennoch liebe ich meinen Beruf. Der große Schatz der hausärztlichen Praxis sind die vielen gewachsenen Kontakte über Jahre oder gar Jahrzehnte. Das Schöne ist, gar nicht so selten kann man wirklich etwas bewegen. So etwas tut gut. Ich hoffe, dass etwas von diesem guten hausärztlichen Grundgefühl in dieses Buch eingeflossen ist.

Hamburg, Mai 2006   Knut Sroka

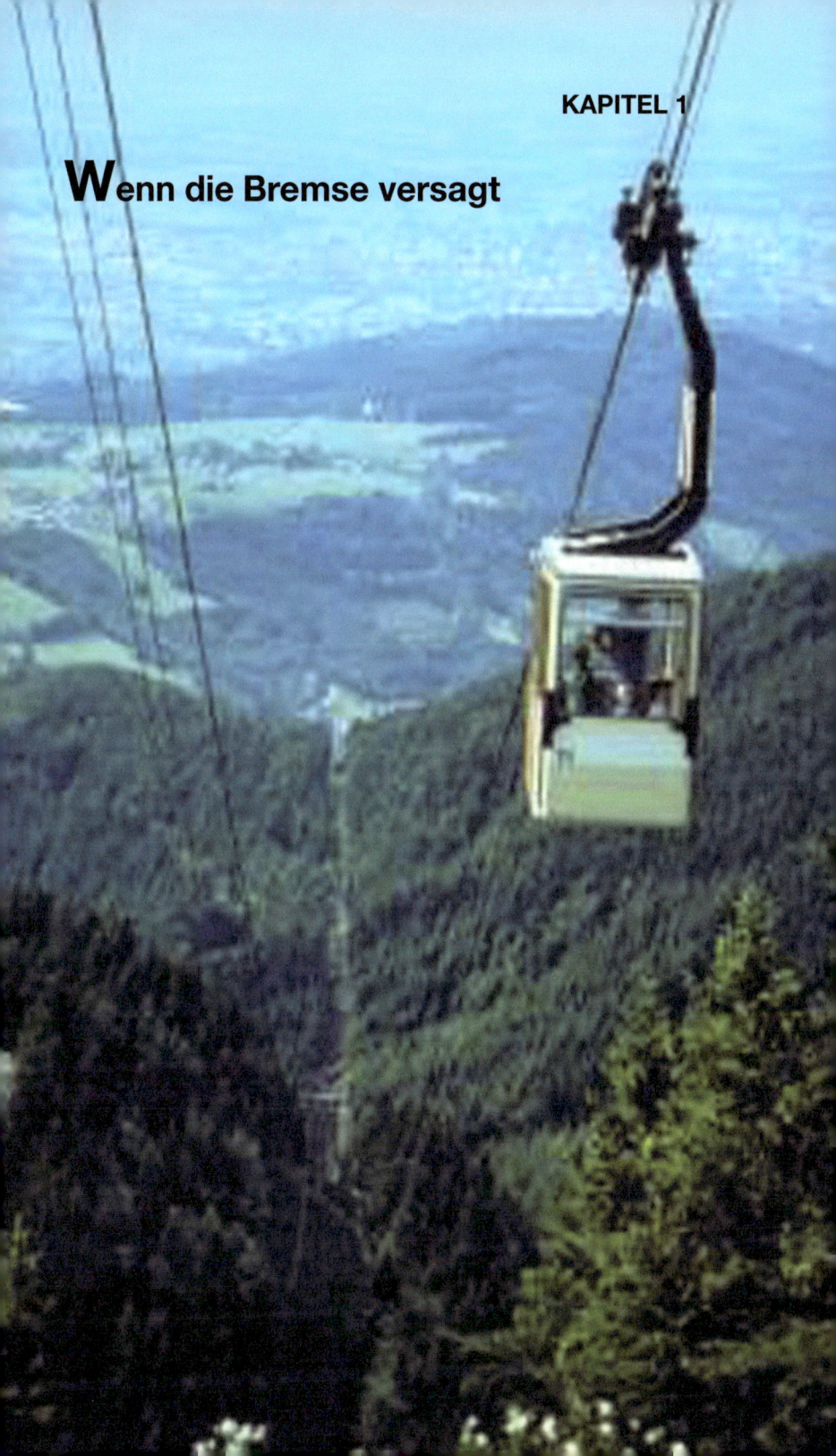

Wenn die Bremse versagt

Wenn die Bremse versagt

Die Ursachen von Herzanfällen: Neuste Erkenntnisse

Die gängige Auffassung von der Entstehung eines Herzanfalls ist einfach und klar verständlich. Verengungen der Herzkranzgefäße behindern den Blutfluss und damit die Versorgung des Herzmuskels mit Sauerstoff und Nährstoffen. Bei Stress und Anstrengung wird der Sympathikus aktiviert und treibt den Puls in die Höhe. Dadurch verbraucht der Herzmuskel vermehrt Sauerstoff. Dem gesteigerten Sauerstoffbedarf kann die eingeschränkte Durchblutung allerdings nur bis zu einem bestimmten Punkt nachkommen. Wenn der Sauerstoffverbrauch das begrenzte Angebot übersteigt, gerät der Herzmuskel in Not. Dann kommt es zur Auslösung eines Herzanfalls. Dabei verspürt der Patient Schmerzen in der Brust, der Brustkorb wird eng und die Luft wird knapp. In der Medizin spricht man von einem Anfall an »Angina pectoris« (lateinisch für »Brustenge«). Im Gegensatz zu einem Herzinfarkt, der bleibende Schäden hinterlässt, löst sich ein Herzanfall nach einigen Minuten wieder auf.

So einleuchtend dieses Modell auch ist, es kann nicht aufrechterhalten werden. Wie im zweiten Kapitel ausführlich geschildert, werden Kranzgefäßverengungen von der Entwicklung seitlicher Umgehungsbahnen begleitet, die verhindern, dass der Blutfluss leidet. Auch hochgradige

Verengungen der Herzkranzarterien führen in der Regel nicht zu einer Einschränkung der Sauerstoffzufuhr des Herzmuskels.

Der Einfluss des »vegetativen Nervensystems« auf die Auslösung eines Herzanfalls konnte in den zurückliegenden Jahren präzisiert werden. Die beiden Pole des vegetativen

Wenn die Bremse versagt: Der Herzmuskel übersäuert und löst einen Herzanfall aus.

Nervensystems sind der »Sympathikus« und der »Parasympathikus«. Das vegetative Nervensystem ist ein vielschichtiges Gebilde mit einer Zentrale im Gehirn und zahlreichen Nervengeflechten, die sämtliche inneren Organe erreichen. Die einander entgegengerichteten und zugleich ergänzenden Einflüsse von Sympathikus und Parasympathikus steuern permanent alle lebensnotwendigen Körperfunktionen wie die Atmung, den Kreislauf und die Verdauung.

Anspannung und Stress aktivieren den Sympathikus, Ruhe und Entspannung dagegen den Parasympathikus. Der Sympathikus steigert die Herzarbeit und heizt dementsprechend den Herzstoffwechsel an. Der Parasympathikus senkt Puls und Blutdruck, bremst den Stoffwechsel und beruhigt das Herz. Beide Steuerungspole sind ständig aktiv und beeinflussen einander in vielfältiger Form. Sympathikus-Einfluss dominiert während des Tages, parasympathische Steuerung zur Nacht.

Es ist heute gesichert, dass die meisten Herzanfälle ohne Beteiligung des Sympathikus ausgelöst werden. Auch die Annahme, dass akute Anstiege der Pulsfrequenz einen Herzanfall verursachen, ist falsch. In der Regel weist der Puls zum Zeitpunkt der Anfallsauslösung keine Besonderheiten auf. Damit sollte man sich vom herrschenden Modell des Herzanfalls verabschieden.

Nicht der Sympathikus, sondern der Parasympathikus spielt eine Schlüsselrolle bei der Herzkrankheit. Bei Herzpatienten ist der Parasympathikus chronisch defekt. Die meisten Herzanfälle werden durch akute Blockierungen der parasympathischen Bremse ausgelöst. Dann überdreht der Herzstoffwechsel ähnlich einem Motor, wenn man das Gaspedal im Leerlauf durchtritt, überhitzt, übersäuert und es kommt zur Angina pectoris, zum Herzanfall. Die Blutzufuhr durch die Kranzgefäße unterliegt dabei keinerlei Einschränkungen. Die chronische Funktionsschwäche und die akuten Blockierungen des Parasympathikus sind das Resultat verschiedener biologischer und psychischer Faktoren und hängen eng mit der industriellen Lebensweise zusammen. Wenn die parasympathische Bremse nach einigen Minuten wieder greift, löst sich der Herzanfall.

✳

Der Interessierte mag sich mit den fachlichen Grundlagen dieser neusten Erkenntnisse vertraut machen:

Die Methode, die zu diesen Einsichten geführt hat, befasst sich mit dem Pulsschlag, genauer mit den natürlichen Schwankungen des Pulses bei jedem Menschen. Einatmen beschleunigt den Puls, Ausatmen verlangsamt ihn. Das lässt sich besonders gut bei Kindern beobachten. Beim Erwachsenen sind diese Unterschiede geringer. Neben der Atmung trägt die Regulation des Blutdrucks und anderes mehr zur natürlichen Unregelmäßigkeit des Pulses bei.

Die Verknüpfung von Atemrhythmus und Pulsvariation geschieht über steuernde Einflüsse des Parasympathikus. Je stärker die parasympathische Nervenaktivität, wie zum Beispiel bei Kindern, desto ausgeprägter die Pulsschwankungen mit der Atmung. Die Erfassung der atembedingten Pulsunregelmäßigkeit ist somit eine relativ einfache Methode, um die Stärke der parasympathischen Herztätigkeit zu bestimmen.

Die Methode, die sich mit der Variation des Pulses befasst, heißt Analyse der »Herzfrequenz-Variabilität«, abgekürzt »HRV-Analyse« nach dem Englischen »Heart Rate Variability«. Mit einem EKG werden die elektrischen Vorgänge während der Herztätigkeit erfasst. Ein Langzeit-EKG bietet die Möglichkeit, die natürliche Pulsunregelmäßigkeit über 24 Stunden zu verfolgen. Aus den Daten der »HRV-Analyse« lässt sich ein präzises Bild der vegetativen Nerveneinflüsse auf das Herz gewinnen.

Abbildung 1 verdeutlicht den chronischen Defekt des Parasympathikus bei Herzpatienten. In dieser Abbildung wird der Pulsverlauf bei einer gesunden Person und einem Herzpatienten während sechs tiefer Atemzüge miteinander verglichen. Im gesunden Zustand findet sich eine deutliche wellenförmige Variation der Schlagfolge mit der Atmung. Bei Herzpatienten besteht charakteristischerweise eine Tendenz zur »Pulsstarre«. Die natürliche Pulsunregelmäßigkeit ist weitgehend aufgehoben als Ausdruck unzureichender, chronisch reduzierter parasympathischer Herzimpulse. Die »alten Kardiologen«, die noch am Krankenbett den Puls ihrer Patienten tasteten, wussten um dieses Phänomen. »Pulsstarre« galt als prognostisch schlechtes Zeichen bei Herzpatienten. In der traditionellen chinesischen Medizin weist eine »Pulsstarre« auf ein nahes Ende hin.

Die »Pulsstarre« beim Herzkranken
als Ausdruck des defekten Parasympathikus

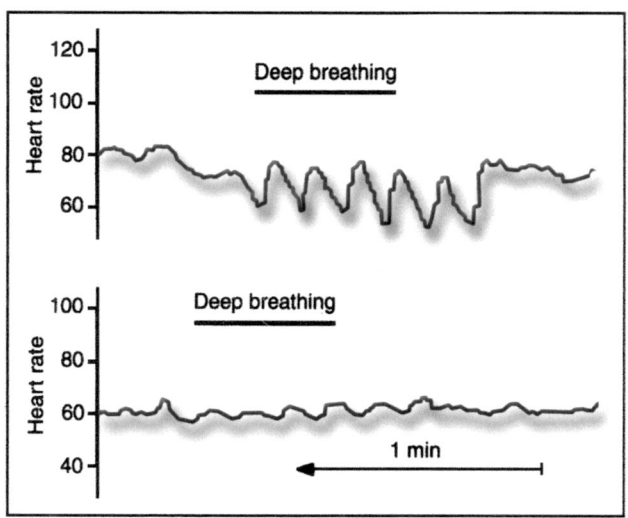

Abbildung 1

Natürlicherweise wird der Puls während der Einatmung schneller und während der Ausatmung langsamer. Dies zeigt der deutlich wellenförmige Verlauf der Pulsgeschwindigkeit (»Heart Rate«) während sechs tiefer Atemzüge bei einer gesunden Person (obere Kurve). Unten das gleiche bei einem Patienten mit »koronarer Herzkrankheit«. Die annähernde »Pulsstarre« beim Herzkranken ist Folge der defekten parasympathischen Steuerung (Airaksinen u.a., 1987 [1]).

In den Abbildungen 2 und 3 wird deutlich, dass eine akute Blockierung der parasympathischen Steuerung zum Herzanfall führt. Dies trifft auf die Mehrzahl aller Herzanfälle zu (2,3,4).

Abbildung 2 bezieht sich auf typische im Alltag durch Belastung ausgelöste Herzanfälle während des Tages. Es zeigt sich, das die parasympathische Aktivität, kenntlich am Verlauf von »hf-HRV«, in der Stunde vor einem Herzanfall stetig abnimmt. Diese Entwicklung spitzt sich in den letzten Minuten zu. Ein fast vollständiger Ausfall der parasympathischen Steuerungsimpulse führt zur Anfallsauslösung (»Event«).Während des Anfalls bleibt der Parasympathikus weitgehend blockiert, um sich anschließend wieder zu regenerieren.

Abbildung 3 zeigt einen nächtlichen Herzanfall. Aus dem Schlaf, wahrscheinlich aus einem Traum heraus, führt ein drastischer Einbruch der parasympathischen Aktivität (»w-MSD«) zur Anfallsauslösung.

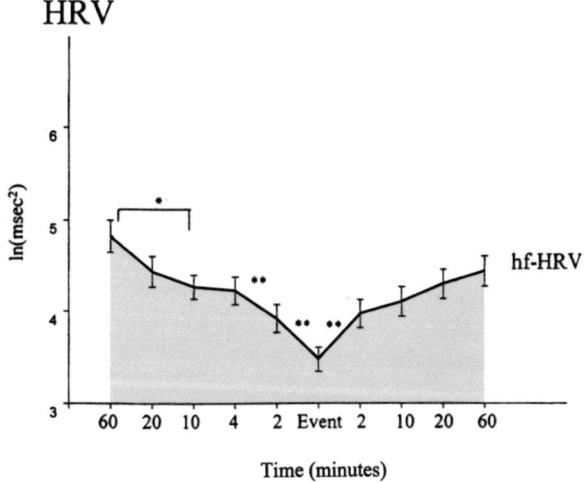

Auslösung eines Herzanfalls
durch Ausfall des Parasympathikus

während des Tages

Abbildung 2

Abbildung 2

Das Verhalten der »HRV«, der natürlichen Pulsschwankungen, vor, während und nach 68 Herzanfällen, die im Alltag unter Belastung auftraten. »hf-HRV« erfasst die parasympathische Herzaktivität, die in der Stunde vor einem Anfall kontinuierlich abnimmt, besonders in den letzten Minuten vor dem Ereignis. Der Tiefpunkt führt zur Anfallsauslösung (»Event«). Nach dem Anfall regeneriert sich der Parasympathikus wieder auf das alte Niveau (Kop u.a., 2001 [3]).

Abbildung 3

Ein drastischer Einbruch der parasympathischen Steuerungsaktivität (»w-MSD«) löst einen nächtlichen Herzanfall aus, der an der spitzen Anhebung im EKG-Verlauf (»ST«) kenntlich ist (Sroka u.a., 1997 [2]).

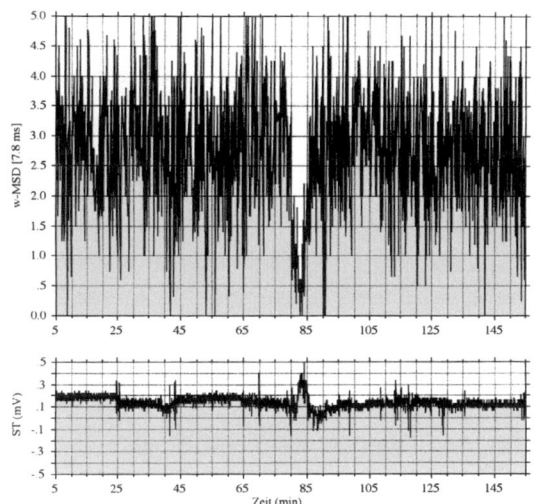

Auslösung eines Herzanfalls durch Ausfall des Parasympathikus

zur Nacht

Abbildung 3

23

In **Abbildung** 4 wird die parasympathische Steuerung der Herzarbeit in Form von »Punktewolken« dargestellt. Wie eine üppige reife Frucht präsentiert sich die Schwingungsbreite des Parasympathikus bei einem gesunden Menschen. Bei einem Herzkranken erscheint der parasympathische Einfluss auf das Herz eher wie eine verdorrte Frucht, um im Zustand des Anfalls bis zur Unkenntlichkeit zusammenzuschrumpfen.

Parasympathikus und Arteriosklerose haben nichts miteinander zu tun. Anzahl und Schwere der Kranzgefäßverengungen haben keinen Einfluss auf die parasympathische Herzsteuerung (5,6,7). Auch ein akuter Gefäßverschluss in einer Kranzarterie beeinträchtigt nicht die parasympathische Aktivität (8). Da die Medizin beim Herzanfall und Herzinfarkt total auf die arteriosklerotischen Verengungen und Verschlüsse der Kranzarterien fixiert ist, wird dem Parasympathikus im Zusammenhang mit dieser Krankheit praktisch keine Aufmerksamkeit geschenkt. So werden weder die Tatsache, dass die parasympathische Steuerung beim Herzpatienten chronisch defekt ist, noch die Tatsache, dass der überwiegende Teil der Herzanfälle durch akute Blockierungen der parasympathischen Steuerungsimpulse ausgelöst werden, bisher von schulmedizinischer Seite zur Kenntnis genommen.

Wenn die »Angina pectoris«-Anfälle sich häufen und an Heftigkeit zunehmen, sind die Einschränkungen der parasympathischen Steuerung besonders ausgeprägt. In dieser kritischen Phase, in der ein Infarkt droht, ist der Krankheitsverlauf eng an das Verhalten des Parasympathikus gebunden. Eine Erholung der parasympathischen Aktivität in den ersten Stunden und Tagen nach Klinikeinweisung signalisierte in einer Studie aus London (9) eine Erholung und Stabilisierung der Patienten. Eine anhaltende parasympathische Blockierung hingegen ging mit anhaltenden Beschwerden und schlechter Prognose einher.

Gesunde Kraft, Schwäche und Blockierung des Parasympathikus

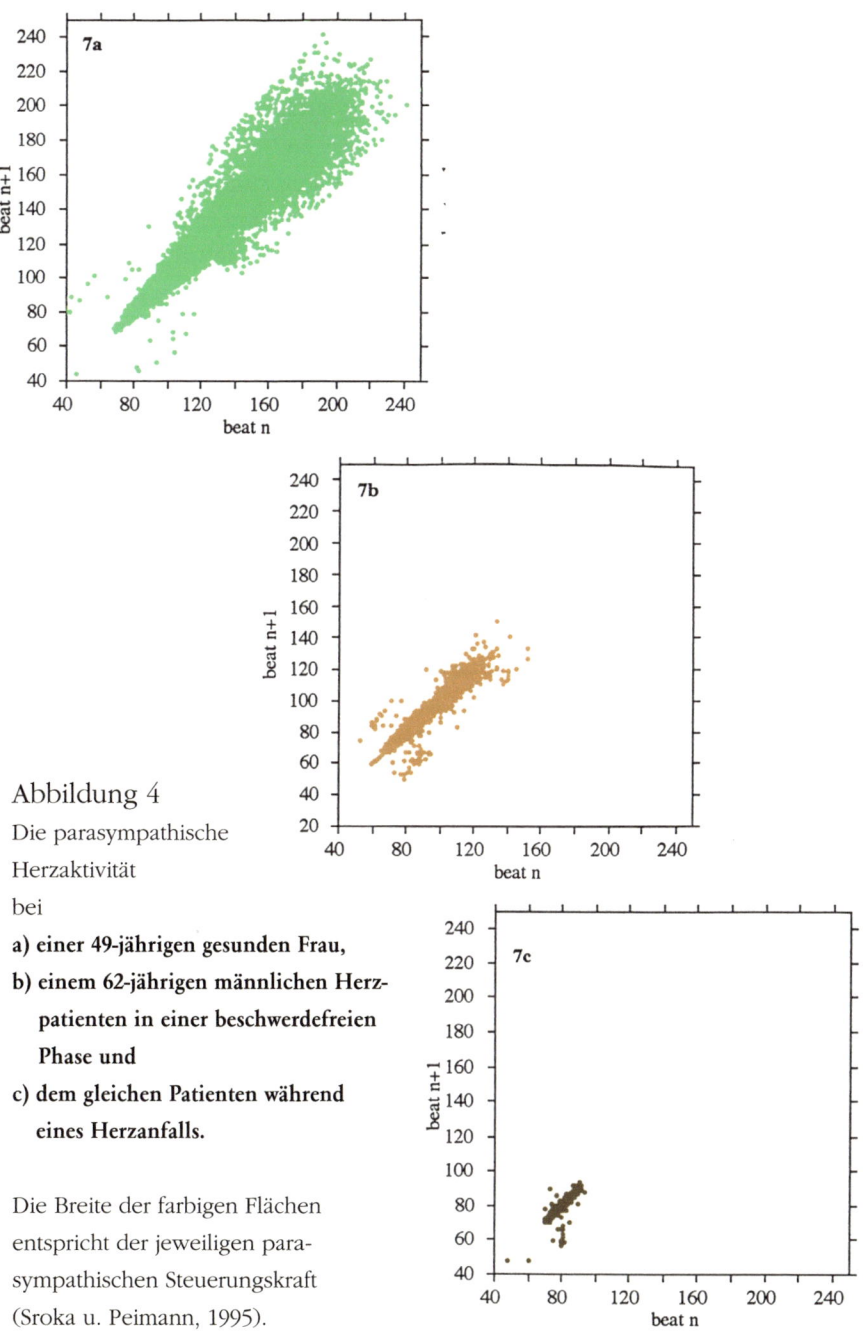

Abbildung 4

Die parasympathische Herzaktivität bei

a) einer 49-jährigen gesunden Frau,
b) einem 62-jährigen männlichen Herzpatienten in einer beschwerdefreien Phase und
c) dem gleichen Patienten während eines Herzanfalls.

Die Breite der farbigen Flächen entspricht der jeweiligen parasympathischen Steuerungskraft (Sroka u. Peimann, 1995).

Nach einem akuten Infarkt, zum Zeitpunkt der Krankenhaus-entlassung, ist die parasympathische Aktivität deutlich einge-schränkt. Man hat die »Herzfrequenz-Variabilität« bei vielen Infarktpatienten vor der Entlassung gemessen und das weitere Schicksal dieser Patienten verfolgt. Man fand, dass das Ausmaß der parasympathischen Funktionsschwäche zum Zeitpunkt der Krankenhausentlassung von hoher prognostischer Bedeutung ist. Je besser der Parasympathikus funktioniert, desto größer ist

Kein Sauerstoffmangel im Herzanfall: Verengte Kranzarterien scheiden als Ursache aus.

die Lebenserwartung. Je stärker der parasympathische Defekt zum Entlassungszeitpunkt, desto größer ist das Risiko, in den Folge-jahren an einem erneuten Infarkt oder an einem plötzlichen Herztod zu sterben (10,11).

In zwei großen Studien (12,13) wurde an zahlreichen Men-schen, die keine Zeichen einer Herzkrankheit aufwiesen, aus voller Gesundheit heraus die parasympathische Herzaktivität bestimmt. Das weitere Schicksal dieser Personen wurde über Jahre verfolgt. Es fand sich eine klare Beziehung zwischen dem Verhalten des Parasympathikus und dem Auftreten von Herz-krankheiten. Lebhafte parasympathische Steuerungsimpulse gingen in den darauf folgenden Jahren mit einem Schutz vor einem Infarkt einher, abgeschwächte parasympathische Aktivität mit einem gesteigerten Risiko für Herzinfarkt und Herztod. Es erscheint mehr als dringlich, dass diese Fakten von der Schul-medizin zur Kenntnis genommen werden und die entsprechen-den Konsequenzen daraus gezogen werden.

*

Der Ablauf eines Herzanfalls kann im einzelnen folgendermaßen beschrieben werden (14): Durch den vorübergehenden Ausfall des Parasympathikus kippt das Gleichgewicht von Sympathikus und Parasympathikus. Das Fehlen des Parasympathikus bewirkt, dass der Sympathikus in ungehemmter Form regiert. Die sympathischen Impulse zur Steigerung des Herzstoffwechsels geraten außer Kontrolle. Durch den Ausfall der parasympathischen Bremswirkung überdreht und überhitzt der Stoffwechsel mit der Folge, dass sich Laktat (Milchsäure) im Herzmuskel anhäuft. Der Herzmuskel übersäuert.

Übersäuerung schwächt und lähmt die Muskulatur. Da das Herz nicht stillsteht, um sich auszuruhen, sondern ständig Pumparbeit gegen einen hohen Druck leisten muss, führt die Übersäuerung schließlich zum Nachgeben der Muskulatur

Der Herzinfarkt beginnt im Kopf und nicht im Herzen.

und zur Überdehnung bestimmter Muskelpartien. Dieses Phänomen ist auf die linke Herzkammer beschränkt, die das Blut in die Hauptschlagader pumpt und die meiste Arbeit zu vollbringen hat. Hier ist die Übersäuerung am größten. Aus den überdehnten Wandbereichen der linken Kammer wird das Blut herausgepresst und schließlich auch kein frisches Blut mehr hineingelassen. Es entsteht ein blutleerer Bezirk, in dem der fehlende Nachschub an Sauerstoff die Übersäuerung weiter forciert. Wenn der Parasympathikus nach einigen Minuten wieder Tritt fasst und die parasympathische Bremse erneut greift, löst sich der Spuk wieder auf.

Der Stoffwechsel überdreht und überhitzt, der Herzmuskel übersäuert und überdehnt in der Wand der linken Kammer. In dieser Abfolge wird ein Herzanfall als Konsequenz eines akuten Ausfalls parasympathischer Regulationseinflüsse verständlich. Die Blutzufuhr durch die Kranzarterien ist dabei in keiner Weise eingeschränkt. Die Ursache für die meisten Herzanfälle liegt nicht im Herzen, sondern im Kopf, in einer defekten sympathisch-parasympathischen Steuerung der Herztätigkeit.

In den siebziger Jahren des zwanzigsten Jahrhunderts befasste sich die medizinische Forschung mit den Stoffwechselveränderungen im Herzmuskel während eines Herzanfalls. Man fand charakteristischerweise einen Laktat-Überschuss und, in voller Übereinstimmung mit unserer Sichtweise, keine Einschränkung der Sauerstoff-Versorgung des Muskels (15-18). Diese Ergebnisse wollten überhaupt nicht ins herrschende Konzept passen, nach dem ein Sauerstoffmangel aufgrund verengter Kranzgefäße als Ursache des Anfalls gelten. Zur nötigen Konsequenz, das herrschende Modell in Frage zu stellen, konnte sich die Medizin allerdings zu keinem Zeitpunkt durchringen. Man verfuhr wie immer, wenn Kritik an der Kranzgefäß-Theorie aufkam, man ignorierte diese Forschungsergebnisse im weiteren Verlauf.

Das vegetative Nervensystem: Balance zwischen Anspannung und Entspannung

Wenn bei Günter Jauchs »Wer wird Millionär?« eine Frage nach dem Parasympathikus gestellt würde, würden der Kandidat und das Publikum wahrscheinlich ziemlich ratlos reagieren. Derartige Unkenntnis wird dem Parasympathikus allerdings wenig gerecht, denn das System aus Sympathikus und Parasympathikus ist das umfassendste Steuerungssystem im menschlichen Organismus.

Die zentralen Steuerungspole des sympathischen und parasympathischen Systems liegen voneinander getrennt und dennoch eng miteinander verwoben im »Hypothalamus«, einer etwa haselnussgroßen Gehirnstruktur, die der Schädelbasis etwa in ihrer Mitte aufliegt (s. **Abbildung 5**). In engster Nachbarschaft und funktionell vom Hypothalamus abhängig liegt die »Hypophyse« oder Hirnanhangsdrüse, die Zentralstelle der hormonellen Regulationen. Der Hypothalamus wird vom »limbischen System« umhüllt, das eine wesentliche Rolle bei der Auslösung und Regulierung von Affekten

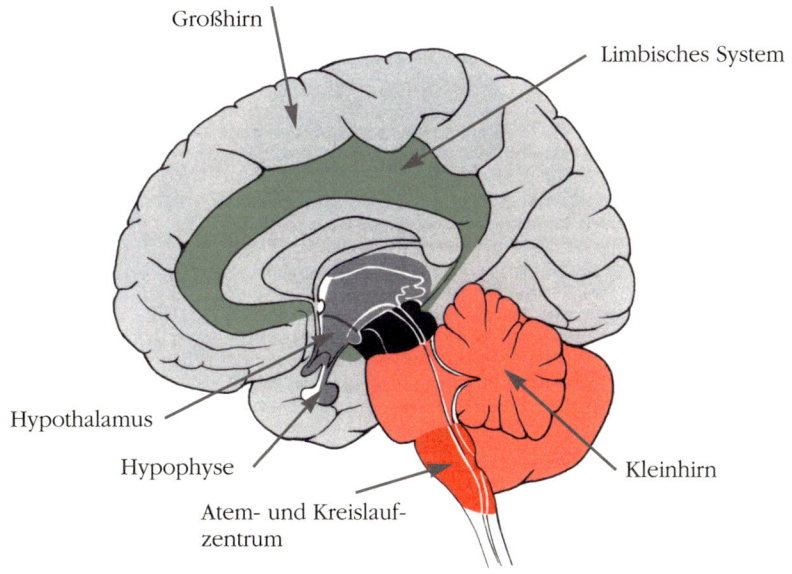

Abbildung 5
Die vegetative Schaltzentrale (im Hypothalamus)
in Beziehung zu wichtigen Hirnabschnitten

und Emotionen spielt. Schließlich ist der Hypothalamus mit allen wichtigen Strukturen im Großhirn vernetzt, so dass die gesamte Persönlichkeit eines Menschen mitsamt ihren sozialen Bezügen einen Einfluss auf die beiden zentralen vegetativen Steuerungspole ausübt.

Die Zentralstrukturen im Hypothalamus steuern permanent die vielfältigen Aktivitäten des Atem- und des Kreislaufzentrums. Diese liegen im untersten Teil des Gehirns, direkt vor dem Übergang ins Rückenmark. Hier sind auch die Kerne des »Vagusnerven« lokalisiert, dessen Fasern von hier aus zu sämtlichen Organen im Brust- und Bauchraum ziehen und die parasympathische Steuerung dieser Organe übernehmen.

In **Abbildung 6** sind die Zielorgane der vegetativen Steuerung dargestellt. Der Einfluss der beiden Steuerungspole ist im Allgemeinen einander entgegengesetzt. So können sympathische Nervenfasern einen Augenmuskel aktivieren, der die Pupillen weitet, was der Tagesaktivität dienlich ist. Parasympathische Impulse können hingegen einen anderen Augenmuskel veranlassen, sich zusammenzuziehen, wodurch sich die Pupillen verengen. Sympathischer Einfluss beschleunigt den Puls, erhöht den Blutdruck, steigert die Kreislaufleistung und die Atmung und mobilisiert die Energiereserven des Organismus. Parasympathische Aktivität hingegen beruhigt Puls und Blutdruck, lässt das Herz ökonomischer arbeiten und steht im Dienst der Regeneration und Erholung.

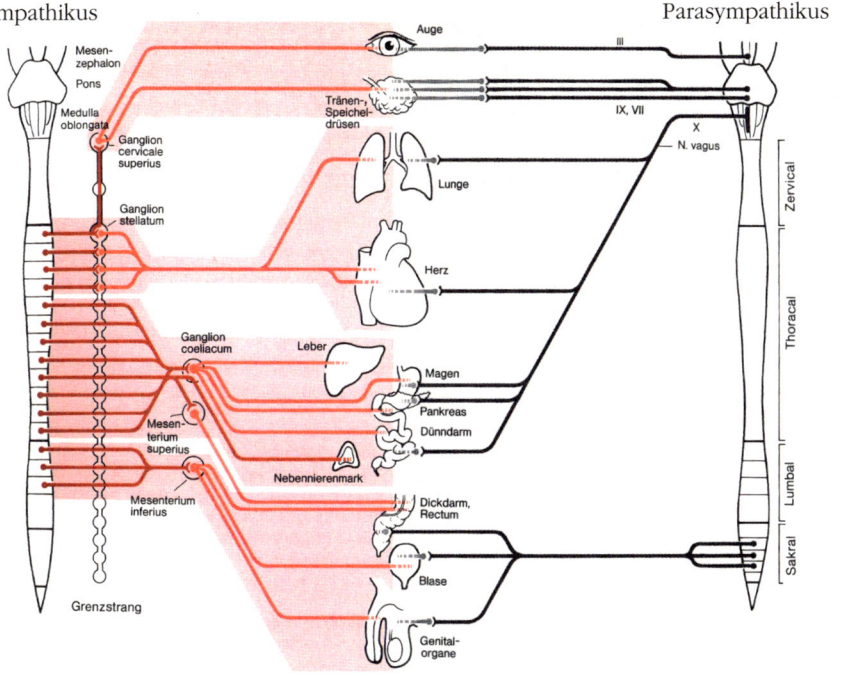

Abbildung 6

Sympathikus und Parasympathikus

Eine Sonderstellung nimmt das sogenannte »Bauchhirn«
ein. 100 Millionen Nervenzellen liegen in der Wand des Ver-
dauungskanals, vor allem in der Wand des etwa fünf Meter
langen Dünndarms. Das Bauchhirn umfasst mehr Nervenzellen als das gesamte Rückenmark. Es ist ein weitgehend
eigenständiges Nervensystem, das über Sympathikus und
vor allem über die parasympathischen Vagusfasern ins
gesamte vegetative Nervensystem eingegliedert ist.

Dieses System reguliert die Verdauung. Es bildet jedoch auch Substanzen wie die »VIP« (»Vasoactive Intestinale Peptide«), die die Durchblutung des Herzens verbessern. Vor allem aber produziert das Bauchhirn ein ganzes Arsenal an psychoaktiven Substanzen. Es wird zunehmend deutlich, dass der Bauch mit seinem Hirn ein wichtiger Teil im menschlichen Emotionshaushalt ist. Mit der Erforschung des Bauchhirns nähert sich die moderne Wissenschaft den alten östlichen Modellen vom Energiefluss und der Konzentrierung dieser Energie in Zentren, in »Chakren«, an. In alten Kulturen von Mexiko bis nach China galt schon immer der Bauch als die Mitte, als das Zentrum eines Menschen. Die Angst und die Wut im Bauch und auch die »Schmetterlinge« im Bauch werden über parasympathische Vagusfasern vom Kopfhirn zum Bauchhirn und zurück vermittelt.

Im untersten Bereich des Rückenmarks liegen parasympathische Kerne zur Versorgung von Blase, Enddarm und den Geschlechtsorganen. Als »Nervi erigentes« wirken die parasympathischen Fasern erweiternd auf die Blutgefäße der äußeren Geschlechtsorgane und steuern zusammen mit sympathischen Fasern die Sexualfunktion.

Im chinesischen »Yin-Yang« Symbol, in dem nach traditioneller Auffassung alle Gegensätzlichkeiten der Welt erfasst werden, kommt auch das Zusammenspiel von Sympathikus und Parasympathikus plastisch zum Ausdruck (s. Abbildung 7). Dieses Symbol veranschaulicht das permanente Ineinandergreifen zweier entgegengesetzter Pole als Basis für den Fluss des Lebens. »Yin« steht für weiblich, weich oder auch für die Nacht, »Yang« für männlich, hart und den Tag. Der weiße Punkt im größten Schwarz weist auf den Ursprung des »Yang« im größten »Yin«. Genauso erstarkt die sympathische Aktivität in der Tiefe der Nacht jedes Mal von neuem. Rein sprachlich tut sich das Duo aus »Sympathikus« und »Parasympathikus« allerdings neben »Yin« und »Yang« reichlich schwer. Der unsägliche Name »Parasympathikus«, »neben dem Sympathikus«, verweigert zudem dem weiblichen Lebenspol seine Eigenständigkeit. Bei Adam und Eva war das schon ähnlich.

Wie der Herzinfarkt entsteht: Im Spannungsfeld von Körper, Seele und Umwelt

Mit dem chronischen Defekt des Parasympathikus und dem akuten Ausfall der parasympathischen Steuerung beim Herzanfall gewinnen die verschiedensten Seiten des Lebens Bedeutung für die Entstehung und den Verlauf der Herzkrankheit. Permanent werden die beiden zentralen Steuerungspole des vegetativen Nervensystems von biologischen, psychischen und sozialen Faktoren beeinflusst, die entweder zur Stärkung oder zur Schwächung des Parasympathikus beitragen. Die ganze Bandbreite des Lebens betritt damit die Bühne der Infarktentstehung.

Was im Einzelnen beeinflusst die parasympathische Steuerungskraft von Herz und Kreislauf, die auch als parasympathischer »Tonus« bezeichnet wird? Es gibt Hinweise für eine genetische Prägung des individuellen parasympathischen Kreislauftonus. An biologischen Faktoren sind außerdem das Alter und die Geschlechtszugehörigkeit von eminenter Bedeutung. Die parasympathische Kreislaufaktivität nimmt vom 20. Lebensjahr an kontinuierlich ab. Ab diesem Alter geht es biologisch sozusagen bergab. Frauen verfügen über einen deutlich lebhafteren Parasympathikus als Männer, besonders in der Zeit vor der Menopause. (In meinen Buch »Herzinfarkt vermeiden« [19] finden sich ausführliche Belege und Literaturzitate für alle in diesem Abschnitt angeführten Zusammenhänge.)

Natürliche Rhythmen beeinflussen nachhaltig die vegetativen Regulationen. Die Nacht und der Schlaf sind die Wiege des Parasympathikus. In der Tiefschlafphase vor und nach Mitternacht erfährt der Parasympathikus seine entscheidende Regeneration. Der Wechsel der Jahreszeiten

Die Regelblutung:
Schützt vor Herzinfarkt.

und die verschiedensten klimatischen Reize sind ebenfalls von starker Wirkung auf die vegetativen Rhythmen. Winterliche Kälte dämpft, sommerliche Wärme aktiviert den parasympathischen Einfluss auf die Herztätigkeit.

Der weibliche Zyklus wird in der Zeit von der Menstruation bis zum Eisprung vom Parasympathikus dominiert, die zweite Zyklushälfte vom Sympathikus. Prämenstruell bereitet sich ein erneuter Umschlag vor, der vielen Frauen zu schaffen macht und der mit erneuter parasympathischer Dominanz beim Durchbruch der Regelblutung seinen Abschluss findet. Der weibliche Zyklus ist von starker stimulierender Wirkung auf die parasympathische Steuerungskraft und bietet einen wirksamen Schutz vorm Herzinfarkt.

Fieberhafte Infekte sind mit einer charakteristischen vegetativen Rhythmik verbunden: Eine kurze Vorphase leitet über in eine »Kampfphase« unter sympathischer Dominanz, die schließlich von einer »Heilphase« unter parasympathischen Vorzeichen abgelöst wird. Jeder fieberhafte Infekt, der nicht medikamentös unterdrückt wird, ist eine Chance zur Stärkung der parasympathischen Aktivität.

Bei körperlicher und auch bei mentaler Anstrengung wird der Anstieg der Pulsfrequenz primär nicht über eine Zunahme der Sympathikusaktivität, sondern über eine Abnahme der parasympathischen Aktivität gesteuert. Erst im oberen Leistungsbereich, sozusagen bei richtigem Stress, kommt es zu einer Zuschaltung des Sympathikus. Auch unter Fachleuten ist weitgehend unbekannt, dass die Variation der Pulsfrequenz unter Alltagsbedingungen in erster Linie durch ein Mehr (Pulssenkung) oder Weniger (Pulssteigerung) der parasympathischen Herzimpulse erfolgt.

Chronische Stressbelastung bedeutet chronische Einschränkung parasympathischer Aktivität. Chronische Stressbelastungen mit einem positiven Ausgang münden in Entspannung und parasympathische Regeneration. Chronischer Disstress, dem Erfolg und Anerkennung versagt bleibt, fixiert die Abschwächung des Parasympathikus. Körperliches Training stärkt, sitzende Lebensweise schwächt die parasympathische Herzaktivität. Starkes Rauchen lähmt die zentrale parasympathische Steuerung.

Die Psyche hat entscheidenden Einfluss auf die vegetative Steuerung. Analysen der Herzfrequenz-Variabilität im Kindesalter haben deutlich gemacht, dass die Entwicklung der parasympathischen Steuerungskraft integraler Bestandteil der sozio-emotionalen Entwicklung eines Menschen ist.

Die Lebendigkeit der Emotionalität auf der Basis stabiler Selbstregulationen verhilft dem Parasympathikus zur besten Entfaltung. Gefühl und Affekt sind untrennbar mit parasympathischer Aktivität verbunden. Bei Säuglingen und Kleinkindern ist anschaulich gezeigt worden, dass das Zulassen von Gefühlen, die emotionale Ausdrucksfähigkeit und Beziehungsfähigkeit entscheidend zur Stärkung des Parasympathikus beiträgt. Es ist auch gezeigt worden, dass

Risikofaktor: Sozialer Rückzug, sich innerlich abschotten, die Menschen auf Distanz halten.

ein pfleglicher Umgang der Eltern mit ihren eigenen und den Gefühlen ihrer Kinder den Kindern gleich dreifach zugute kommt: Zusammen mit einem gestärkten parasympathischen Tonus profitiert die seelische und die körperliche Gesundheit von einer einfühlsamen Erziehung.

Umgekehrt leidet die parasympathische Steuerung bereits in der Kindheit durch die Unterdrückung von Gefühlen und Affekten und durch mangelhaft entwickelte Beziehungsfähigkeit. Bei Erwachsenen ist dokumentiert, dass Beziehungsarmut, der Verlust sozialen Rückhalts und soziale Isolation die parasympathische Aktivität hemmen. Depressionen gehen in der Regel mit deutlichen Verlusten parasympathischer Herzimpulse einher.

Der Parasympathikus reagiert auf Berührung. Berührung im liebevollen Umgang miteinander stärkt den parasympathischen Einfluss auf die Herztätigkeit. Regelmäßige sexuelle Aktivität stärkt den parasympathischen Kreislauftonus, wirkt lebensverlängernd und beugt dem Auftreten eines Herzinfarkts vor. Das intensive Gefühl gegenüber einem geliebten Menschen stimuliert die parasympathischen Herzimpulse erheblich. Liebe, Geborgenheit und Erotik sind der Boden allen Lebens und die Basis für die Lebendigkeit parasympathischer Aktivität.

Bei Herzpatienten ist die parasympathische Steuerung von Herz und Kreislauf chronisch eingeschränkt. Die sozio-emotionale Entwicklung im Kindesalter besitzt wesentlichen Einfluss auf die Entfaltung und Ausprägung des parasympathischen Tonus. Wahrscheinlich wird also in der frühkindlichen Gefühls- und Beziehungsentwicklung bereits ein wichtiger Grundstein für die spätere Disposition zur Herzkrankheit gelegt. Hohes Alter geht mit substantiellen Verlusten parasympathischer Herztätigkeit einher. Der moderne Lebensstil mit seinen vielfältigen Stressbelastungen, dem Verlust natürlicher Rhythmen, sitzender

Risikofaktor: Erschöpfender Dauerstress, der in Frustration und Kränkung endet.

Lebensweise und anderen schädlichen Verhaltensweisen begünstigt die Entwicklung einer parasympathischen Funktionsschwäche. Bei Infarktpatienten bündeln sich offenbar derartige schädliche Faktoren.

Erschöpfende Stressbelastungen, die statt der erwünschten Anerkennung in Frustration und Kränkung enden, können die parasympathische Steuerung empfindlich blockieren, wenn es nicht gelingt, den damit verbundenen Gefühlsstau zu lösen. Ähnliches gilt für den Verlust eines geliebten Menschen durch Tod oder Trennung, wenn der Betroffene darauf mit depressivem Rückzug reagiert.

Derartige lebensgeschichtliche Entwicklungen können die parasympathische Herzaktivität bedrohlich reduzieren. In einer solchen Phase können alltägliche Stressbelastungen ausreichen, um einen vorübergehenden fast vollständigen Ausfall der parasympathischen Herzimpulse zu bewirken und darüber, wie in Abbildung 2 gezeigt, einen Herzanfall auszulösen.

Die moderne psychosomatische Forschung legt nahe, dass Herzanfälle auch durch akute Affektunterdrückung ausgelöst werden. Akute Affektunterdrückung bedeutet

Risikofaktor: Ständig alles in sich hineinfressen.

akute Blockierung parasympathischer Steuerung. Unterbewusste Aktivierungen seelischer Verletzungen, die postwendend wieder verdrängt werden, können die parasympathische Herztätigkeit akut unterdrücken. So ist vorstellbar, dass narzistische Wut als Folge einer treffsicheren Kränkung durch einen nahestehenden Menschen, die ad hoc vollständig zurückgestaut wird, über eine weitgehende Aufhebung parasympathischer Impulse einen Herzanfall auslöst. Abbildung 3, in der ein aus dem Schlaf, wahrscheinlich aus einem Traum heraus ausgelöster Herzanfall dargestellt ist, wäre hierfür ein Beispiel.

Seit Mitte der siebziger Jahre ist die wichtige Rolle des Parasympathikus bei der Auslösung lebensbedrohlicher Herzrhythmusstörungen bekannt. In zahlreichen Studien ist seitdem dokumentiert, dass ein chronisch defekter Parasympathikus mit dem Risiko eines plötzlichen Herztodes verbunden ist (20,21).

Der jeweilige aktuelle parasympathische Tonus eines Menschen lässt sich mittels »HRV-Analyse« aus dem Langzeit-EKG bestimmen. Die meisten der heute verwendeten Langzeit-EKG-Geräte messen die »Herzfrequenz-Variabilität«. Allerdings fehlt den Kardiologen bisher die Praxis, aus diesen Messgrößen die parasympathische Aktivität zu ermitteln.

In die Lebensabschnitts- und auch in die Tagesform des Parasympathikus fließt also eine Vielzahl an Faktoren ein, die Gene, das Alter, das Geschlecht, die industrielle Lebensweise, die Psyche von Kindesbeinen an, das Beziehungsleben und die Liebe. Die starken Abschwächungen der parasympathischen Herztätigkeit bei Infarktpatienten dürften im jüngeren Lebensalter vermehrt mit psychosomatischen Vorgängen zusammenhängen. Im Alter dominieren zweifellos die geschrumpften biologischen Reserven.

Wie ein kleines »NO«-Molekül das Herz schützt

»NO«, (sprich N-Oh), Stickstoffmonoxid, ist ein kleines hochbewegliches Molekül, das in der Gefäßwand gebildet wird. Es hat vielfältige Funktionen. Es wirkt gefäßerweiternd und hemmend auf die Blutgerinnung. In der Herzmuskelzelle stimuliert NO die Bildung von »cGMP«, den »Second Messenger« oder »Botenstoff«, der die parasympathischen Effekte in der Zelle vermittelt. NO und Parasympathikus wirken im gesamten Organismus und speziell auch in der Herzmuskelzelle »synergistisch«, einander verstärkend.

NO schützt das Herz, indem es genauso wie der Parasympathikus den Herzstoffwechsel bremst und einer Übersäuerung entgegenwirkt. Wenn NO ausreichend vorhanden ist, kann ein Ausfall des Parasympathikus schwerlich einen Herzanfall auslösen. Dagegen wird eine akute Blockierung der parasympathischen Herzimpulse für einen mangelhaft mit NO versorgten Herzmuskel zur Gefahr. Dann drohen Herzanfall und Herzinfarkt. Charakteristischerweise besteht bei Patienten mit Angina pectoris-Beschwerden und Herzinfarkt regelmäßig ein Mangel an NO im Herzmuskel.

NO wird permanent in der Wand der Arterien gebildet. Die Pulswelle ist ein ununterbrochener Stimulus zur Produktion von NO. Die entscheidende Ursache für einen NO-Mangel ist die oxidative Stressbelastung des Organismus. Oxidativer Stress behindert die Bildung von NO. Vor allem jedoch werden die frisch produzierten NO-Moleküle, bevor sie funktionell wirksam sein können, durch oxidativen Stress sofort wieder eliminiert. Indem das schützende NO von der Bildfläche verschwindet, spielt oxidativer Stress eine wichtige Rolle in der Infarktentstehung.

»Oxidativer Stress« vernichtet »NO« und zerstört dessen Schutzwirkung

Was ist oxidativer Stress? Oxidativer Stress ist immer dann gegeben, wenn sich »freie Radikale« ungehindert entfalten können. Was sind »freie Radikale«? In jeder Körperzelle entstehen unter normalen Bedingungen ständig zu einem geringen Anteil bestimmte sauerstoffhaltige Substanzen, die sich durch eine hohe Reaktionsbereitschaft auszeichnen. Das Sauerstoffatom besitzt hierbei lediglich ein einzelnes ungepaartes Elektron auf der äußersten Elektronenschale. Ihr drastisches Streben, durch ein weiteres einzufangendes Elektron die äußere Schale zu füllen, macht diese Substanzen so aggressiv. Daher der Name »freie Radikale«. Sie reagieren mit den unterschiedlichsten Verbindungen und können diese in einer oxidativen Reaktion zerstören. Ein stetiger leichter Anfall an freien Radikalen ist untrennbar mit der normalen Funktion eines gesunden Organismus verbunden.

Besondere Schwachstellen für die oxidativen Angriffe der freien Radikale sind hochungesättigte Fettsäuren und auch DNS-Moleküle. Trifft zum Beispiel ein »Superoxid-Radikal« als ein typischer Vertreter eines freien Radikals auf eine mehrfach ungesättigte Fettsäure, dann entsteht aus dieser Reaktion ein neues Radikal. Es wird eine zerstörerische Kettenreaktion ausgelöst, in deren Verlauf schließlich Zellhülle und Zellkern in oxidativen Müll verwandelt werden können.

Der Organismus steht diesem Treiben allerdings nicht hilflos gegenüber. Er verfügt über verschiedene Abwehrsysteme, um derartige Reaktionen zu unterbinden und die »Superoxid-Radikale« unschädlich zu machen. Dem menschlichen Organismus ist es zudem gelungen, sich die zerstörerische Kraft der freien Radikale nutzbar zu machen. So verfügen »Makrophagen«, sogenannte »Killerzellen« über »Radikalkanonen«. Sie produzieren »Superoxid-Radikale«, um Bakterien, Viren, Pilze, Parasiten und kranke Zellen zu zerstören.

Von oxidativem Stress spricht man immer dann, wenn sich freie Radikale ungehindert im Organismus entfalten können. Das kann zum einen daran liegen, dass zu viele

Radikale produziert werden oder daran, dass die Abwehrkraft des Organismus geschwächt ist. Oxidative Stressbelastung ist eng an die industrielle Entwicklung gebunden. Die industrielle Lebensweise ist mit erheblich gesteigerter Radikalenbildung verbunden und zugleich unterminiert dieser Lebensstil einen soliden Oxidationsschutz.

Auto- und Industrieabgase stimulieren die Radikalenbildung im Organismus erheblich, ebenso Ozon und Feinstaub. Zigarettenrauch, Pestizide in der Nahrung, der umfangreiche Medikamentenkonsum und verschiedene Haushaltschemikalien steigern die oxidative Belastung.

**Risikofaktor Nahrungsmittelindustrie:
Den industriellen Lebensmitteln fehlen
lebenswichtige, herzschützende Substanzen.**

UV- und Röntgenstrahlen führen zur Bildung von »Superoxid-Radikalen«. Unser Alltag ist mit massiv gesteigerter Produktion von freien Radikalen verbunden.

Der Organismus kann glücklicherweise beträchtliche Radikalenbelastungen abfedern, wenn seine Abwehrkräfte intakt sind. Die erste Abwehrfront befindet sich bereits im strömenden Blut, das alle Giftstoffe passieren müssen. Hier üben verschiedene Stoffwechselprodukte wie die Harnsäure oder das »HDL-Cholesterin« eine Schutzfunktion aus. Erst wenn diese oxidiert sind und ihre Radikalfängerfunktion erschöpft ist, kommt es zum Angriff freier Radikale auf die Gewebe und Zellen.

Die zweite Abwehrlinie liegt innerhalb der Zellen. Hier befinden sich verschiedene Enzyme zur Neutralisierung freier Radikale. Im Zentrum dieser Enzyme befindet sich stets ein bestimmtes Spurenelement, Kupfer, Zink, Mangan oder Selen. Es hat sich gezeigt, dass ein großer Anfall an »Superoxid-Radikalen« weniger gefährlich ist als ein Mangel an Spurenelementen. Wenn diese Abwehrenzyme ausreichend vorhanden sind, ist die Überlebensdauer der »Superoxid-Radikale« auf Bruchteile von Sekunden begrenzt. Andererseits können diese freien Radikale bei mangelndem Oxidationsschutz über Stunden destruktiv wirken (22).

Bei längerer Verweildauer nähern sich Superoxid-Radikale den fetthaltigen Zellwänden. Hier kommen schließlich die antioxidativen Vitamine, Vitamin E, C und »Beta-Karotin« (»Provitamin A«) als Radikalfänger zum Einsatz. Vitamin E zerstört Superoxid-Radikale und schützt damit die anfälligen mehrfach ungesättigten Fettsäuren in der Zellwand vor oxidativen Kettenreaktionen. Wenn die Vitamine verbraucht sind, steht der oxidativen Zerstörungskraft der freien Radikale nichts mehr im Wege. Dann werden die

Infarktrisiko durch Autoabgase, Zigarettenrauch, Ozon, Feinstaub, Pestizide und den umfangreichen Medikamentenkonsum.

Zellmembranen zerstört und zusammen mit den verschiedensten Zellstrukturen in Oxidationsmüll verwandelt.

Für einen ausreichenden Oxidationsschutz des Organismus spielt die Art der Ernährung eine herausragende Rolle. Nur eine reichliche Versorgung mit möglichst naturbelassener Nahrung kann für stabile Abwehrkräfte gegen die freien Radikale sorgen. Nur wenn reichlich frische Kost verzehrt wird, ist eine ausreichende Versorgung mit

Spurenelementen, antioxidativen Vitaminen und den ebenfalls wichtigen »sekundären Pflanzeninhaltsstoffen« gewährleistet.

Die sogenannten »sekundären Pflanzeninhaltsstoffe«, die unter anderem für Geschmack und Aussehen der Pflanzen verantwortlich sind, sind ein Komplex von etwa viertausend Stoffen, die miteinander im Konzert antioxidativ und damit gesundheitsstabilisierend wirken (23). »Flavonoide« spielen unter ihnen eine besondere Rolle. Sie sind in Kräuter-Tees und naturbelassenen Fruchtsäften reichlich enthalten. Flavonoide sind in der Lage, oxidiertes Vitamin C und E einem Recycling zu unterziehen, wodurch deren Wirkung um ein Vielfaches gesteigert wird.

Die industriell gefertigten Lebensmittel leiden an einem eklatanten Mangel an Frische. Den auf Haltbarkeit getrimmten industriellen Nahrungsprodukten sind die lebenswichtigen Mikronährstoffe weitgehend ausgetrieben. Damit untergräbt diese Form der Ernährung den notwendigen Oxidationsschutz und macht anfällig für Herzinfarkt und andere Krankheiten.

Jede einseitige Diät vermindert die antioxidative Abwehrkraft. Das trifft auf eine einseitige Körnerdiät genauso zu wie auf die einseitige cholesterinsenkende Diät, die dem Herzpatienten von der Schulmedizin empfohlen wird. Diese Ernährungsrichtlinie mit drastischer Einschränkung des Butter-, Eier- und Fleischkonsums bei vermehrtem Verzehr von hochungesättigten Pflanzenfetten bedeutet immer auch oxidativen Stress. Denn jede mehrfach ungesättigte Fettsäure braucht zu ihrem Schutz vor oxidativen Angriffen eine bestimmte Menge an Vitamin E, so dass diese Diät zwangsläufig zu einer Vitamin E-Verarmung des

Organismus führt (23). Bei Mangel an Vitamin E sind die hochungesättigten Fettsäuren in der Zellmembran allerdings willkommenes Futter der freien Radikale. Das oxidative Feuer wird angeheizt und greift auf andere Strukturen über. »LDL-Cholesterin« wird dabei zu einem beliebten Angriffsziel. Die von schulmedizinischer Seite offiziell empfohlene cholesterinsenkende Diät macht das Cholesterin selber oxidationsanfällig (24). Eine solche Ernährungsrichtlinie steigert das Risiko für Arteriosklerose (25). Mit einer konsequenten Einhaltung dieser Diät wird also genau das Gegenteil von dem erreicht, was man bezweckt.

Die heutige industrielle Lebensweise disponiert zu oxidativem Stress. Die enorme Giftbelastung heizt permanent die Produktion freier Radikale an. Die Fehlernährung untergräbt gleichzeitig einen wirksamen Oxidationsschutz. Die individuelle Resistenz gegenüber den freien Radikalen leidet weiterhin durch starkes Rauchen, vermehrten Alko-

Die offizielle Diät, um das Cholesterin zu senken: Schädigt die Arterienwände.

holkonsum, den Verzehr von zuviel fetten und süßen Speisen, durch Fettleibigkeit, Bewegungsmangel, aber auch durch unregelmäßig betriebenen übermäßigen Freizeitsport.

Wenn Superoxid-Radikale auf NO treffen, entsteht als Reaktionsprodukt »Peroxinitrit«, eine hochgiftige instabile Substanz. In dieser Reaktion wird NO vernichtet. Damit werden dem Organismus durch oxidativen Stress die vielfältigen schützenden Wirkungen von NO auf Herz und Kreislauf entzogen. Es resultiert eine Anfälligkeit für Angina pectoris und Herzinfarkt.

Vom »verletzten« zum »kranken« Herz: Die elementare Bedeutung der Lebensgeschichte

Bei Herzanfall und Infarkt spielen der Parasympathikus, NO und die freien Radikale wichtige Rollen. In der herrschenden Sichtweise ist hiervon kaum die Rede. In der schulmedizinischen allgemein akzeptierten Auffassung stehen die Kranzgefäßverengungen im Mittelpunkt. Diese Sicht folgt dem Modell verstopfter Brennstoffzufuhr beim Benzinmotor. Es handelt sich um ein rein mechanisches Konstrukt, das der lebendigen Wirklichkeit offensichtlich nicht gerecht wird. Mit der parasympathischen Funktionsschwäche und dem oxidativen Stress gewinnen die persönliche Lebensgeschichte und gesellschaftliche Prozesse, denen man sich schwerlich entziehen kann, an Bedeutung für die Entstehung des Herzinfarkts.

Die Frage nach einer »Infarkt-Persönlichkeit« steht seit langem im Interesse der Forschung. Gibt es Persönlichkeitsstrukturen, die mit einer Anfälligkeit zum Herzinfarkt

Es gibt keine fest umrissene »Infarkt-Persönlichkeit«.

einhergehen? Gibt es psychische Faktoren, die zur Auslösung eines Herzanfalls beitragen? Zum Zusammenhang von persönlicher Biographie und Herzkrankheit ist viel geschrieben worden. Es gibt ganz sicher keine definierte Persönlichkeitsstruktur, die wie eine Schablone auf jeden Infarktpatienten zutrifft. Doch es gibt zweifellos Persönlichkeitsmerkmale, die bei Infarktpatienten gehäuft anzutreffen sind und die über die Entwicklung einer parasympathischen Funktionsschwäche das Infarktrisiko steigern.

Im Folgenden soll die psychologische Forschung zum Infarktthema in ihren wichtigsten Stationen gestreift werden. Ein Herzpatient wird sich bei dieser Lektüre nicht nur geschmeichelt fühlen. Niemand soll oder muss alles auf sich beziehen. Wenn diese Zeilen zum Nachdenken anregen, ist viel gewonnen.

Bereits in den dreißiger Jahren des 20. Jahrhunderts sind von der New Yorker Ärztin H. F. Dunbar die Persönlichkeitsmerkmale, die bei jüngeren Herzinfarktpatienten gehäuft anzutreffen sind, klar und deutlich beschrieben worden (26).

- Diese Patienten zeichnen sich durch hohe Kontrolliertheit und starke Zwanghaftigkeit aus. Ihr Lebensmuster ist von Verzicht und harter Arbeit geprägt und überdeckt dabei viele Zwänge.
- Diese Patienten präsentieren eine oberflächliche Ruhe, der die Anstrengung kaum angesehen wird. In Stresszeiten tendieren sie dazu, sich zurückzuziehen, das Alleinsein zu suchen und zu grübeln.
- Sie machen den Eindruck von Selbstgenügsamkeit und haben die Tendenz, soziale Beziehungen zu dominieren. Sie erlauben sich selten Freiheit im emotionalen Ausdruck. Wenn sie von ihren eigenen Gefühlen sprechen, dann nur insoweit, als sie dafür einige passende Formulierungen »bei Schopenhauer oder in der Bibel« finden können.
- Sie zeigen eine hohe Identifizierung mit Autoritätsfiguren und streben danach, Super-Autoritäten zu werden.
- Dem Infarkt geht eine schwere Erschütterung des Selbstbilds voraus.

In den fünfziger Jahren wurde der Stressbegriff populär. Als eine Frucht der Stressforschung ist das bekannte Konzept vom »Typ A-Verhalten« entstanden. Der »Typ A« ist dadurch gekennzeichnet, dass er auf aggressive, arbeitssüchtige, rastlos-getriebene und ehrgeizige Art an das Leben herangeht. »Typ A-Personen« sprechen schneller und lauter, neigen dazu, andere zu unterbrechen und zu übertönen , und sie gestikulieren heftiger beim Sprechen (27). Diese Charaktermerkmale sind sicherlich bei Infarktpatienten gehäuft anzutreffen. Andererseits sind sie so allgemein, dass aus ihnen nicht auf eine spezifische Infarktgefährdung geschlossen werden kann. Das Typ A-Verhalten nimmt im wesentlichen auf Stress- und Leistungsaspekte Bezug. Was fehlt im Vergleich zu dem von Dunbar beschriebenen Profil ist die Gefühlsabwehr und innere Verschlossenheit.

Im Gefolge der Studentenbewegung Ende der sechziger Jahre bemühte man sich intensiv um die tiefenpsychologische Abklärung einer »Infarktpersönlichkeit«. In Bezug auf jüngere männliche Infarktpatienten kam eine holländische Arbeitsgruppe zu folgender Charakterisierung: »Diese Patienten können Gefühle der Abhängigkeit und Passivität schwer ertragen. Solche Gefühle werden schnell als kindisch oder weiblich abgetan. Das bemerkenswerteste Muster in ihrem Verhalten ist ein leidenschaftlicher Drang nach harter Arbeit, ein brennender Ehrgeiz und die Tendenz, andere zu dominieren, sei es bei der Arbeit, in der Familie, in der Liebe oder im sozialen Leben« (28).

Von Schweizer Autoren wurde neben den gleichen zwanghaften Charaktermerkmalen auf die »narzistische

Zerbrechlichkeit« der Herzpatienten hingewiesen. Charakteristisch seien:

- die ständige Suche nach herausfordernden Situationen
- ein permanenter Kampf um Erfolg
- fehlende Schonung des Körpers, Verleugnung der Grenzen seiner Widerstandskraft
- Intoleranz gegenüber jeglicher Infragestellung der eigenen Person
- Zerbrechlichkeit bei Misserfolg sowie
- ein ausgeprägtes Bedürfnis, von anderen geliebt und geschätzt zu werden.

Schließlich wird durch die gleichen Autoren auf die eher dürftige Phantasiewelt dieser Patienten hingewiesen. Es dominiert das wirklichkeitsgebundene Denken, die Beschränkung auf die Realität und das Konkrete (29).

Die heutige testpsychologisch dominierte psychosomatische Forschung kann mit harten Daten aufwarten. Es ist gesichert, dass Gefühlsunterdrückung und Depression, fehlender sozialer Rückhalt und soziale Isolation sowie erfolgloser Dauerstress bei einem übersteigerten Bedürfnis nach Anerkennung die Entstehung des Herzinfarkts und den Verlauf der Krankheit beeinflussen (30).

In tiefenpsychologischen Studien ist versucht worden, den Entstehungsprozess einer »Infarktpersönlichkeit« aufzudecken. Dabei fanden sich gehäuft kindliche Ohnmachts- und Angsterlebnisse gepaart mit einer mangelhaften emotionalen Versorgung des Kindes durch die Eltern. Bei Mangel an elterlicher Zuwendung leidet die Entwicklung eines stabilen Selbstwertgefühls. »The patient feels much like a youngster who is masquerading in his father's clothes«, formulierte 1945 ein englischer Psychiater in einer Fallstudie (31). Will sagen, dass männliche Infarktpatienten gelegentlich den Eindruck machen, den Anzug ihres Vaters übergezogen zu haben, ohne ihn richtig füllen zu können. Selbst als Erwachsener fühle sich mancher Herzpatient noch wie ein Kind, das ständig fürchtet, entlarvt und bestraft zu werden. Auffallend viele Herzpatienten haben die Regeln der männlich dominierten Konkurrenzgesellschaft besonders rigide verinnerlicht. Ihr labiles Selbstwertgefühl benötigt zu seinem Schutz offenbar ein besonders stabiles psychisches Bollwerk.

Eine schwere Kindheit haben nicht wenige Menschen. Das Charakteristische des Herzpatienten liegt darin, wie er auf die seelischen Verletzungen, auf Angst und Ohnmacht und die daraus resultierende Selbstunsicherheit reagiert. Er reagiert mit innerem Verschließen. Er lernt, Gefühl und Affekt konsequent zu kontrollieren. Er versucht im Verlauf seines Lebens, Abhängigkeiten um jeden Preis zu vermeiden und lernt, zwischenmenschliche Beziehungen zu dominieren. Er panzert sich emotional. Das verletzte Herz wird konsequent »unter Verschluss« gehalten.

Dem Herzanfall und dem Herzinfarkt gehen Entwicklungen voraus, die das labile Selbstwertgefühl des Patienten gefährden. Kränkung, Zurücksetzung und Prestigeverlust am Arbeitsplatz oder auch Enttäuschungen an Frau und Kindern, wenn diese sich der väterlichen Dominanz entziehen, sind bedeutungsvoll. Akute Frustrationen im Wunsch nach Anerkennung und Liebe, wortlos weggesteckt und affektiv ungelöst, sind als Auslöser von Herzanfällen beschrieben: »Ein Vater hatte seinem heranwachsenden Sohn befohlen, bis Mitternacht wieder zu Hause zu sein, wenn er abends ausgeht. Ihm einen eigenen Schlüssel zu geben, kam für ihn nicht in Frage. Als der Junge zum wiederholten Mal erst eine halbe Stunde später nach Hause kommt, weigert sich der Vater eines Abends, ihm die Tür zu öffnen. Seine Frau protestiert jedoch und lässt den Sohn herein. In der Nacht träumt der Mann davon, in einem Fußballspiel als Mittelstürmer ein Tor nach dem anderen zu schießen, getragen von der Begeisterung des Stadions. Am nächsten Morgen fühlt er sich beschämt, ist jedoch unfähig, auf den Sohn zuzugehen und mit ihm zu reden. Als dieser das Haus verlässt, ohne ihn anzusehen, erlebt der Vater einen schweren Herzanfall« (28).

In der akuten Reaktion des Herzkranken auf einen Infarkt erwähnt Dunbar (26) zwei Phänomene: Eine anfängliche

Die emotionale Panzerung hält das Herz unter Verschluss.

Verzweiflung gefolgt von dem zwanghaften Bedürfnis, das Ereignis quasi zu verleugnen und den bisherigen Lebensstil in keiner Weise in Frage zu stellen. Der Infarktpatient macht es sich, seiner näheren Umwelt und natürlich auch seinen Ärzten in der Regel unglaublich schwer, einen Zugang zu seinem aufgewühlten Innenleben zu finden. Trauerarbeit wäre das Gebot der Stunde. Doch wie schon in der Entwicklung zum Infarkt, so hält der Herzpatient auch nach einem Infarkt sein Herz konsequent weiter unter Verschluss.

Die emotionale Panzerung führt zu chronischer Schwächung der parasympathischen Herzsteuerung. Akute Affektunterdrückung löst akute fast vollständige Blockaden der parasympathischen Herzimpulse aus. Doch der Parasympathikus ist außerdem, wie aufgezeigt, von verschieden biologischen Faktoren und von der modernen Lebensweise mit all ihren Stressbelastungen, Mangel an Bewegung,

Mangel an nächtlicher Erholung, zuviel Nikotin und Alkohol abhängig. Erst das Zusammenspiel all dieser Einflüsse in der biographischen Entwicklung bestimmt das Ausmaß der defekten parasympathischen Steuerung und damit das Infarktrisiko.

Dieses komplexe Zusammenspiel macht deutlich, warum mit dem Begriff einer »Infarktpersönlichkeit« sehr zurückhaltend umzugehen ist. Bei Infarktpatienten finden sich

Jede Lebensgeschichte hat ihre unverwechselbare Eigenart, der Schematisierung niemals gut bekommt.

speziell im jüngeren Lebensalter gehäuft die angeführten Persönlichkeitsmerkmale und eine Lebensgeschichte, deren roter Faden konsequent zum Infarkt führt. Andererseits müssen diese psychischen Seiten nicht zwangsläufig einen Herzinfarkt zur Folge haben, wenn die parasympathische Herzaktivität durch eine emotional stützende Umgebung, durch körperliche Aktivität und eine gesunde Ernährung immer wieder gekräftigt wird. Im höheren Alter tritt der »Altersfaktor« ganz in den Vordergrund und die psychischen Komponenten damit zwangsläufig in den Hintergrund. Jede Lebensgeschichte hat ihre unverwechselbare Eigenart, der Schematisierung niemals gut bekommt.

In der oxidativen Stressbelastung eines Menschen schlagen sich individuelle Verhaltensweisen und gesellschaftliche Faktoren nieder.. Wer viel raucht, heizt ständig die Produktion von freien Radikalen in seinem Organismus an. Das weitere besorgt die enorme Gift- und Dreckbelastung der Umwelt mit Abgasen, Ozon und Feinstaub, mit den verschiedensten Chemikalien, unter denen der horrende Medikamentenkonsum eine herausragende Rolle spielt. Die industrialisierte Ernährung untergräbt einen wirksamen Oxidationsschutz. Die städtische Lebensweise produziert permanent oxidativen Stress

.

In seinem Buch »Das gebrochene Herz« hat Lynch auf die große Bedeutung von zwischenmenschlicher Bindung, von Liebe und menschlicher Nähe für die Lebenserwartung ganz allgemein und speziell für das Schicksal Herzkranker hingewiesen (32). Die unübersehbare Erosion des zwischenmenschlichen Bindungsgeflechts in unserer Gesellschaft ist eine Konsequenz ökonomischer Logik. Die zunehmende Belastung eines jeden Organismus mit freien Radikalen ist das Resultat kapitalintensiver Industrialisierung, die auf den Menschen wenig Rücksicht nimmt. Die strukturelle Gewalt unserer Welt schlägt sich in jeder Biographie nieder und trägt ihren Anteil an der »Infarkt-Epidemie«.

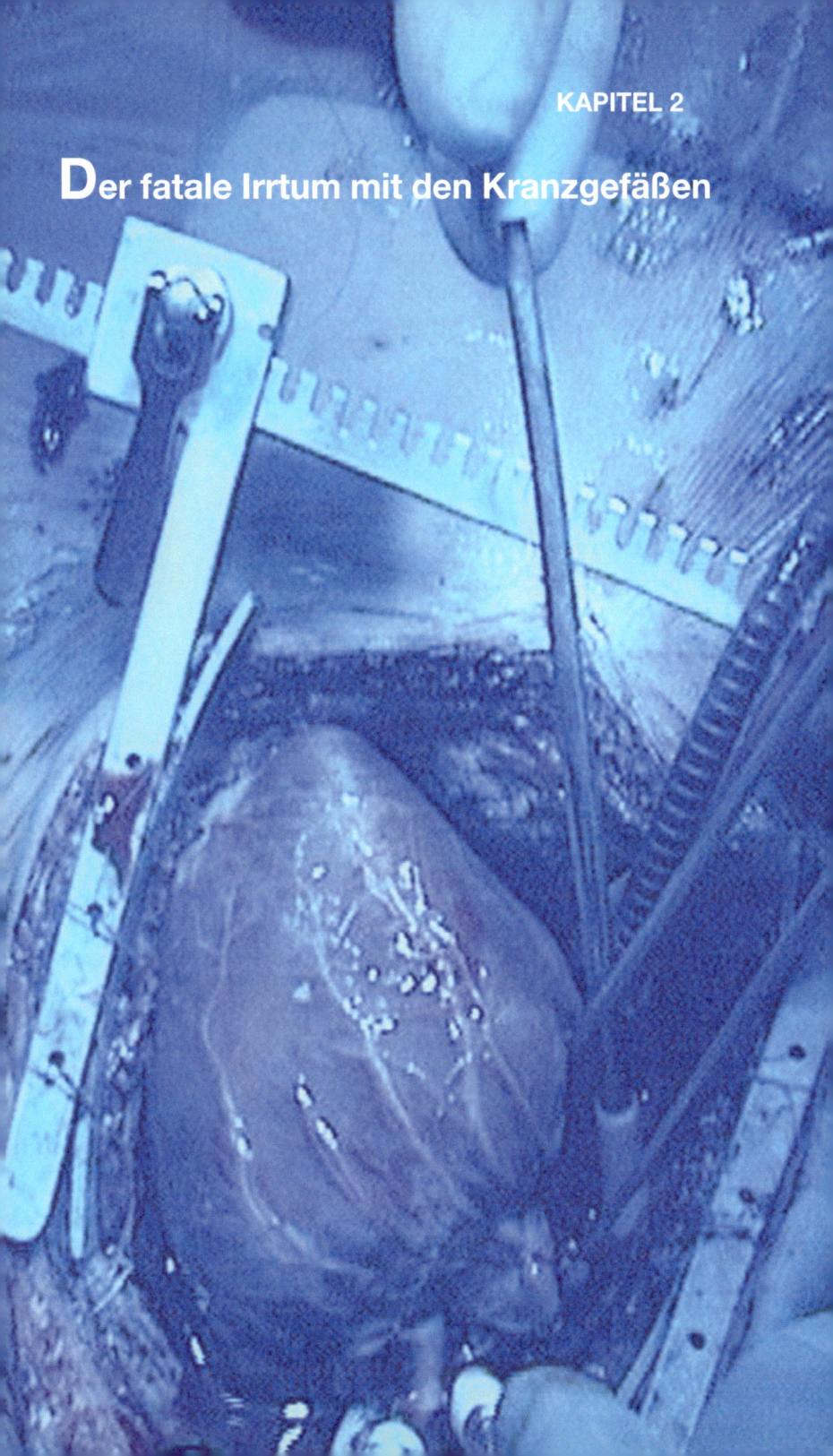

Der fatale Irrtum mit den Kranzgefäßen

Der fatale Irrtum mit den Kranzgefäßen

Hochgradige Kranzgefäßverengungen: So gut wie nie Ursache für den Infarkt

Nach gängiger Auffassung liegt die Ursache eines Herzinfarkts in der Arteriosklerose der Herzkranzgefäße. Die Arteriosklerose ist eine Erkrankung der Blutgefäße, bei der es zu Fetteinlagerungen, Verhärtungen und auch zu Verkalkungen in der Wand der Arterien kommt. Charakteristisch ist das Auftreten von sogenannten »Atheromen«, wie man in der Medizin sagt, von wulstartigen Grützbeuteln, die die Blutgefäße einengen und damit den Blutfluss behindern können.

Die Herzkranzarterien versorgen den ununterbrochen arbeitenden Herzmuskel permanent mit Sauerstoff und Nährstoffen. Verengungen von über 70% gelten als kritisch und als Ursache der Herzanfälle, der »Angina pectoris«. Wenn ein »Atherom« als Basis einer solchen kritischen Verengung aufbricht und die Kranzarterie durch ein sich bildendes Blutgerinnsel ganz verschlossen wird, entsteht ein Herzinfarkt. So zumindest die offizielle schulmedizinische Version.

Doch diese Auffassung kann nicht aufrechterhalten werden. Seit Ende der achtziger Jahre ist bekannt, dass gerade nicht die hochgradigen Verengungen der Kranzgefäße zum Infarkt führen. In einer wegweisenden Publikation aus dem Mount Sinai Hospital in New York wurde gezeigt, dass ein Herzinfarkt durch den akuten Verschluss geringgradiger Verengungen ausgelöst wird. In dieser Arbeit waren die akut verschlossenen Herzkranzgefäße zuvor im Durchschnitt lediglich zu 34% verengt. In einem Drittel der Fälle waren überhaupt keine einengenden »Atherome« im Spiel. Hier war ein Einriss einer zuvor glatten Gefäßwand der Ausgangspunkt für den akuten Gefäßverschluss. Der akute Verschluss einer »kritischen« über 70%igen Verengung blieb in der Regel folgenlos oder führte lediglich zu sogenannten »Rudimentärinfarkten«, die nur die Innenschichten der Herzwand betreffen (33). Diese Resultate sind in den Folgejahren wiederholt bestätigt worden.

Wie lassen sich diese Ergebnisse erklären? Jede höhergradige Einengung einer Kranzarterie, die den Blutfluss behindert, ist für den Herzmuskel ein starker Anreiz, Umgehungsgefäße, sogenannte »Kollateralen«, um die Ver-

Hochgradige Kranzgefäßverengungen bieten geradezu einen Schutz vor dem Infarkt.

engung zu bilden. Dadurch wird verhindert, dass die arteriosklerotischen Veränderungen der Kranzgefäße die Durchblutung des Herzmuskels nennenswert beeinträchtigen. Das erklärt, warum der akute Verschluss einer glatten Gefäßwand oder einer geringen Stenose, die noch keinen Anreiz zur Kollateralenbildung gegeben hatten, fatale Folgen hat. Ohne auf vorhandene Umgehungsgefäße zurückgreifen zu können, führt ein solcher Verschluss zum Infarkt. Die hochgradigen »kritischen« Stenosen bieten hingegen geradezu einen Schutz vor einem Herzinfarkt. Aufgrund der Selbstheilungskräfte des Organismus durch Umgehungsbahnen bereits ausreichend kompensiert, kann der akute Verschluss einer kritischen Stenose die Durchblutung des Herzmuskels nicht wirklich gefährden.

Diese Zusammenhänge stellen das herrschende »koronare«, auf die Verengungen der Herzkranzgefäße ausgerichtete Modell (von »corona«, lateinisch der Kranz) in Frage. Dem breiten Publikum wissbegieriger Patienten werden die Ergebnisse der New Yorker wie vergleichbarer Studien vorenthalten. Es würde ja auch kaum einen Sinn machen, jede noch so kleine Verengung mittels Katheter zu weiten oder gar Bypässe um voll durchgängige Gefäße zu legen. Die Praxis ist und bleibt auf die hochgradigen Verengungen fixiert, auch wenn es sich um eine offenkundige Sackgasse handelt.

Wie lässt sich das Auftreten eines Herzinfarkts verstehen, wenn man das Duo aus oxidativem Stress und parasympathischer Funktionsschwäche berücksichtigt? Der oxidative Stress spielt zweifellos eine zentrale Rolle in der Infarktentstehung. Das wird sofort verständlich, wenn man sich den Einfluss von NO auf das Gefäßsystem vergegenwärtigt. Mit jeder Pulswelle wird die Bildung von NO in der Gefäßwand angeregt. Je stärker der Puls, je kräftiger der Blutfluss, umso mehr NO wird freigesetzt. NO führt zur Erweiterung der Arterien. Mittels NO wird die Gefäßweite jederzeit dem jeweiligen Blutfluss angepasst.

Durch NO-Mangel als Folge von oxidativem Stress verlieren die Gefäße diese Anpassungsfähigkeit. Sie erweitern sich dann nicht mehr ausreichend. Manchmal tendieren sie sogar dazu, sich unter Stressbelastung zu verengen. Entscheidend ist, dass die Arterien bei fehlendem NO starrer und damit verletzungsanfälliger werden. Gleichzeitig steigert ein Mangel an NO die Gerinnbarkeit des Blutes, so dass ein eingerissenes Gefäß sich schneller mit einem Gerinnsel verstopft.

Der Beitrag des Parasympathikus besteht darin, dass eine akute Blockierung der parasympathischen Bremse zur Übersäuerung des Herzmuskels und zur Überdehnung umschriebener Bezirke in der Herzwand führen kann. Wenn der Gewebsdruck in diesen überdehnten Arealen schließlich den Druck in der zuführenden Herzkranzarterie übersteigt, staut sich das heranpulsierende Blut vor diesem Bezirk wie vor einer Mauer. Es kommt zu einem abrupten Anstieg des Blutdrucks im Stamm dieser Arterie. Zusammen mit einer gesteigerten Verletzungsanfälligkeit als Folge von oxidativem Stress kann durch die akute parasympathische Blockierung ein Gefäßeinriss provoziert werden.

Die daraus resultierende These zur Infarktentstehung lautet deshalb: Das Zusammenspiel von parasympathischer Blockierung und oxidativem Stress kann über die Auslösung eines Herzanfalls zu Einrissen in der Wand der Kranzgefäße führen. Solche Wandverletzungen können einen akuten Gefäßverschluss zur Folge haben. Der akute Verschluss einer Kranzarterie führt zum Herzinfarkt, es sei denn, es handelt sich um ein hochgradig »kritisch« verengtes Gefäß. Das Aufbrechen der im Röntgenbild so markanten »Atherome«, die die Arterie fast vollständig verengen, bleibt in der Regel ohne gravierende Folgen.

Das koronare Modell der Infarktentstehung wird durch einen weiteren Zusammenhang grundlegend in Frage gestellt. Herzinfarkte sind ganz überwiegend in der linken Herzkammer lokalisiert. Man spricht von Vorderwand- und Hinterwandinfarkt und meint damit die Vorder- und die Hinterwand der linken Herzkammer. Die arteriosklerotischen Wandveränderungen und Verengungen betreffen gleichermaßen alle drei Koronargefäße und Gefäßverschlüsse treten in allen drei Kranzarterien gleich häufig auf. Wenn die Arteriosklerose eine ursächliche Rolle in der Infarktentstehung spielt, müssten sich die Herzinfarkte gleichermaßen über Vorhof und Kammer der linken wie der rechten Herzseite verteilen. Nach umfangreichen anatomisch-pathologischen Studien ist bei einem Herzinfarkt praktisch immer, in annähernd 100% der Fälle die linke Herzkammer betroffen und in 14% zusätz-

**Der "Linksdrall" der Herzinfarkte
widerlegt die Annahme, dass die Kranzgefäße
den Infarkt verursachen.**

lich auch die rechte Kammer (34). Die Rechtsherzbeteiligung entsteht im Allgemeinen durch das Übergreifen eines Linksherzinfarkts auf die rechte Seite. Diese Tatsache, dass ein Herzinfarkt aufs Engste mit der linken Herzkammer verbunden ist, ist mit einer primären Rolle der Kranzgefäßverengungen in der Infarktentstehung nicht vereinbar.

Im koronaren Modell steht das »Atherom« im Mittelpunkt des Interesses. Die arteriosklerotischen Grützbeutel sind in dieser Auffassung von zentraler Bedeutung. Irgendwann bricht so ein Gebilde auf. Bei großen »Atheromen« ist dies nicht weiter gefährlich, bei kleinen droht der Herzinfarkt. In jedem Fall: Die Logik des Grützbeutels spielt Schicksal.

Unter Berücksichtigung von parasympathischer Schwäche und oxidativem Stress verschieben sich die Gewichte. Der Parasympathikus hat einen Bezug zur Lebensgeschichte und der oxidative Stress zu den Belastungen der industriellen Lebensweise. Das Auftreten von Herzanfall und Herzinfarkt folgt hier einer anderen Logik, in der biologische, psychische und gesellschaftliche Aspekte ihren Niederschlag finden. Beide Arten der Infarktentstehung schließen einander nicht aus.

Rettende Selbstheilungskräfte des Körpers: Die Umgehungsgefäße

Die hochgradigen Verengungen der Kranzgefäße sind auf dem Röntgenbild genau zu erkennen. Im Fachjargon spricht man von »Stenosen«. Vor der Stenose und hinter der Stenose ist die Arterie prall gefüllt und dazwischen markiert ein dünnes Rinnsal die Gefäßverengung. Die pralle Füllung hinter der Stenose und der prachtvoll dargestellte Gefäßverlauf bis in die feinsten Verästelungen sollte zu denken geben. Offensichtlich ist die Durchblutung des Herzens durch die hochgradige Gefäßverengung überhaupt nicht beeinträchtigt (s. **Abbildung 8**). Wenn eine kritische Stenose definitionsgemäß den Blutfluss behindert, dann muss das Blut andere Wege gefunden haben. So legt jede Röntgenaufnahme der Kranzgefäße Zeugnis ab von der Fähigkeit der Natur, sich selber zu helfen. »Wo aber Gefahr ist, wächst das Rettende auch« (F. Hölderlin, Patmos).

Von dieser wunderbaren Selbsthilfe des Organismus erfährt der Infarktpatient in der Regel wenig oder nichts. Die seitlichen Umgehungsgefäße um eine hochgradige Gefäßverengung, die »Kollateralen«, werden von der Schulmedizin keineswegs negiert. Doch man hält nicht viel von ihnen. Man traut ihnen nicht zu, die Behinderung des Blutflusses durch eine kritische Stenose voll ausgleichen zu können.

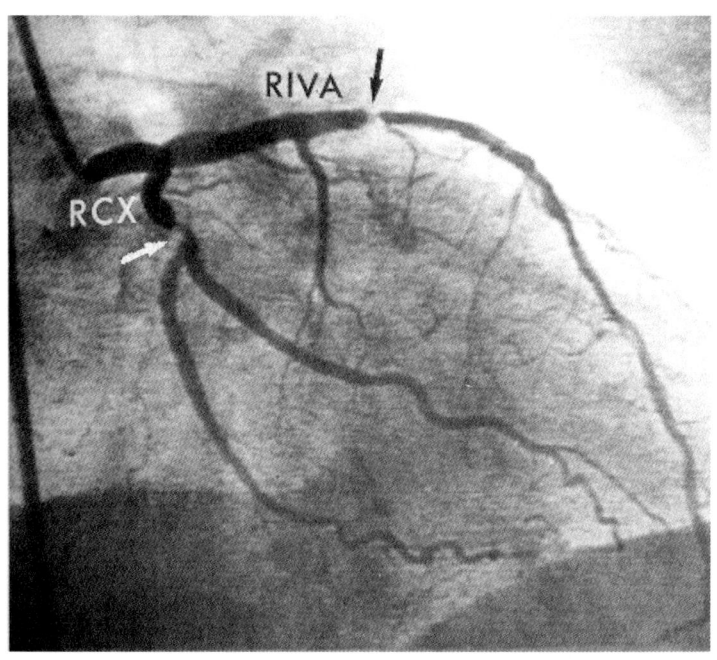

Abbildung 8
Zwei kritische Gefäßverengungen behindern offenbar die Durchblutung in keiner Weise

Doch es gibt auch andere Stimmen. Am wichtigsten sind die Arbeiten von Baroldi, einem Pathologen aus Pisa. Baroldis wissenschaftliches Lebenswerk führt das Kranzgefäß-Modell der Infarktentstehung aus anatomischer Sicht ad absurdum. Er hat sich entscheidend mit der Rolle der Kollateralen der Herzkranzgefäße auseinandergesetzt. Baroldis Arbeiten wurden gelobt, vielfach zitiert, ihnen wurde selten widersprochen. Heute werden sie mit Schweigen geehrt. Wie alles Kritische zur »koronaren«, auf die Kranzgefäße fixierte Auffassung der Infarktentstehung werden sie von der Schulmedizin konsequent ignoriert.

Baroldi hat mit Hilfe einer besonderen Technik die Blutgefäße von tausenden Verstorbener wiederaufgefüllt. Die dazu verwendete Kunstmasse ist bei Zimmertemperatur flüssig wie Blut. Er ließ sie in das Gefäßsystem des Herzens mit jenem rhythmischen Druck einströmen, mit dem das Herz auch zu Lebzeiten durchströmt wird. Anschließend verfestigte sich das Kunstblut im Herzen durch Erwärmung auf 50 Grad Celsius zu festen Gefäßausgüssen. Hierauf wurde das Herzfleisch durch ein Säurebad abgelöst und es enthüllten sich Myriaden von Blutgefäßen.

Mit dieser Technik kam Baroldi zu folgenden Ergebnissen: Die Häufigkeit der dargestellten Blutbrücken im Herzen ist so groß, dass ihre genaue Zahl nicht bestimmt werden

Im gesamten Herzmuskel findet sich ein engmaschiges Netz an Querverbindungen zwischen allen Kranzgefäßen.

kann. Im gesamten Herzmuskel findet sich ein engmaschiges Netz an Querverbindungen zwischen allen Ästen und Zweigen einer Kranzarterie ebenso wie zwischen den Versorgungsgebieten der drei großen Koronararterien.

Diese Querverbindungen reagieren auf Veränderungen in der Anatomie des Herzens. Sie vergrößern ihren Durchmesser und ihre Länge bei einer Zunahme der Muskelmasse, bei Krankheitszuständen, die mit chronischem Sauerstoffmangel einhergehen und vor allem bei hochgradigen Kranzgefäßverengungen. Um eine kritische Koronarstenose findet sich ein dramatischer Anstieg an Gefäßen, die die vor und hinter der Verengung abzweigenden Äste miteinander verbinden. Eine kritische Stenose ist »bypassed«

von zahllosen Kollateralen, deren gesamtes Kaliber die verbliebene Gefäßlichtung im Bereich der Stenose weit übertrifft. Je ausgeprägter die Verengung, desto geringer die Gefahr, dass ein akuter Verschluss irgendwelche Folgen hat (35-39).

Von anderer Seite wurde im Tierexperiment die Dynamik der Kollateralenbildung deutlich gemacht. Bei Hunden wurde eine kritische Stenose der linken Kranzarterie nach wenigen Tagen in einen Totalverschluss umgewandelt. Der komplette Gefäßverschluss hatte unter dieser Bedingung keinen Infarkt zur Folge. Innerhalb weniger Tage war die Kollateralenbildung derart extensiv, dass der Totalverschluss folgenlos für die Durchblutung des Herzmuskels blieb (40).

Damit ist ein wichtiger Punkt in der Auseinandersetzung um das Kranzgefäß-Modell der Infarktentstehung erreicht. Tagtäglich werden kritische Koronarstenosen operativ mit Bypässen umgangen oder mit dem Ballonkatheter geweitet. Dies geschieht unter der Annahme, dass durch diese Eingriffe das Auftreten eines Infarkts verhindert und das Leben der Patienten verlängert wird. Wenn kritische Koronarstenosen allerdings durch kollaterale Umgehungsbahnen hinreichend kompensiert sind, erscheinen diese Eingriffe wenig sinnvoll. Umgekehrt benötigen diese Eingriffe zu ihrer Legitimation die eindeutige Annahme, dass es sich bei den koronaren Kollateralen um eine unzulängliche Spielart der Natur handelt. Ein Blick auf die Resultate von Bypass und Ballon soll helfen, hier weitere Klarheit zu schaffen.

Mythos und Wirklichkeit von Bypass-Ops: Die betrogenen Hoffnungen der Patienten

Die Angst, aus einer Vollnarkose nicht wieder aufzuwachen, ist allzu menschlich. Die Angst vor einer Bypass-Op ist in einer anderen Dimension angesiedelt. Hier paart sich Todesangst mit dem Gefühl totaler Ohnmacht und wird nur erträglich im Schutz allmächtiger Kräfte. Dabei hilft der Mythos von der Allmacht der modernen Medizin, der es gelingt, den Herztod zu bannen. Die Erwartungshaltung der Patienten gegenüber einer Bypass-Op ist riesig. Diese Operation kann nur helfen!

Tut sie das wirklich?

Die letzte große Studie zur Wirksamkeit der Bypass-Chirurgie war zugleich die umfangreichste. Es war die »Coronary Artery Surgery Study«, (»CASS«) aus Nordamerika (41,42), die 1985 publiziert wurde. 700 Patienten mit koronarer Herzkrankheit wurden entweder operiert oder medikamentös behandelt. Die Patienten hatten kritische Verengungen in einer, zwei und in der Mehrzahl in allen drei großen Kranzarterien. Sie klagten über mäßige Angina pectoris-Beschwerden oder waren nach einem Herzinfarkt beschwerdefrei. Die operative Sterblichkeit lag bei 1,4%, extrem niedrig für diesen Eingriff. Die Chirurgen hatten also exzellente Arbeit geleistet.

Nach fünf Jahren und ebenso nach zehn Jahren fand sich kein Unterschied weder in der Überlebensrate noch in der Häufigkeit neu aufgetretener Herzinfarkte zwischen den operierten und den nicht operierten Patienten. Dies traf sowohl auf die Gesamtheit der Patienten als auch auf die Untergruppen nach der Anzahl der hochgradig verengten

Kranzgefäße, sogenannte Ein-, Zwei- oder Dreigefäß-krankheit, zu. Nach fünf Jahren konstatierten die Studien-leiter, dass die Bypass-Op bei ihren Patienten »weder in der Lage war, das Leben zu verlängern noch einen Herzinfarkt zu verhüten« (37).

Nach der »CASS« wurden keine großen Studien zur Wirk-samkeit der Koronar-Chirurgie mehr durchgeführt. Die Häufigkeit dieses Eingriffs erlitt durch die »CASS« allerdings keinen Schaden. Der äußerst lukrative Markt der Bypass-Op hatte sich schon zuvor ungeachtet aller Studienergeb-nisse ungehemmt entfaltet. Seine weitere Expansion war auch durch dieses vernichtende Resultat nicht aufzuhalten.

Die erste große Studie kam ebenfalls aus den USA, aus den Krankenhäusern der »Veterans Administration«, der Kriegs-teilnehmer. Die »VA-Studie« (43) war bereits knapp zehn Jahre vorher zu exakt den gleichen Resultaten gekommen wie die »CASS«. Es hatten sich punkto Überleben und In-farktverhütung keine Vorteile für das chirurgische Vorge-hen ergeben, weder für das Gesamtkollektiv noch für die Untergruppen nach Ein-, Zwei- oder Dreigefäßkrankheit. Es gab jedoch eine Ausnahme: Bei Befall des linken »Hauptstamms«, der aus der Hauptschlagader abzweigt und sich nach kurzer Strecke in die zwei großen linken Kranzarterien aufteilt (s. Skizze S.168), in Verbindung mit einer hochgradigen Verengung auch der rechten Kranz-arterie war das chirurgische Vorgehen erfolgreicher (44).

Die dritte große Studie kam aus Europa und ließ die Chirurgen aufatmen (45). Hier erwies sich die Operation dem medikamentösen Vorgehen bei Patienten mit Dreigefäß-krankheit und selbst bei einer bestimmten Konstellation der Zweigefäßkrankheit als erfolgreicher. Der auffallendste

Unterschied zwischen dieser Studie und den beiden amerikanischen lag darin, dass die Patienten der amerikanischen Studien über keine oder eher geringe Beschwerden vor der Operation klagten, wohingegen die Patienten der europäischen Studie zu einem hohen Anteil durch starke Herzbeschwerden in ihrem Alltag beeinträchtigt waren.

Sollten womöglich die Beschwerden etwas mit dem Operationserfolg zu tun haben? Zu dieser Frage waren die Ergebnisse einer anderen Studie, der »Seattle Heart Watch Study« (46) sehr aufschlussreich. In dieser Untersuchung brachte das chirurgische Vorgehen bei Patienten mit Dreigefäßerkrankung keine Vorteile, wenn diese Patienten vor der Operation beschwerdefrei waren. Bei Patienten mit Dreigefäßerkrankung, die über Beschwerden aufgrund einer leichten Herzschwäche klagten, konnte hingegen durch die Operation die Lebenserwartung verbessert werden.

Bei Patienten mit ausgeprägter Herzschwäche wird generell nicht operiert, weil man davon ausgeht, dass einem stärker geschädigten Herzmuskel auch durch Bypässe nicht zu helfen ist. Leichtere Einschränkungen der Herzfunktion stehen einer Operation nicht entgegen, können allerdings auch nicht zu einer besseren Lebenserwartung beitragen. Bleibt als entscheidendes Kriterium zur Erklärung der unterschiedlichen Ergebnisse in der »Seattle-Studie« die Beschwerde, die »Symptomatik«. Bei identischem Gefäßbefall, hochgradigen Verengungen in allen drei großen Kranzarterien, profitierten nur die symptomatischen Patienten, die beschwerdefreien hätte man besser nicht operiert.

Zu dieser Thematik ist auch eine Studie aus Neuseeland sehr aufschlussreich (47). In dieser Studie befasste man sich nur mit Patienten mit schwerer koronarer Herzkrankheit, die bereits mehr als einen Herzinfarkt überlebt hatten. Man nahm in diese Studie allerdings nur solche Patienten auf, die trotz der Schwere ihrer Krankheit immer noch über eine gute Herzfunktion verfügten und deshalb beschwerdefrei waren. Man wollte testen, ob die Operation bei diesen Patienten nicht doch hilft, auch wenn sie vom Operationsergebnis nichts verspüren würden, weil sie ja eh beschwerdefrei waren.

100 Patienten wurden in dieser Studie nach Zufallskriterien operiert oder weiterhin wie bisher im wesentlichen

Die Bypass-Op bei schweren Kranzgefäßverengungen hilft nur den Schmerzgeplagten, sonst ist sie nutzlos.

medikamentös behandelt. Nach fünf Jahren zeigten die Überlebenskurven keinen Unterschied. Bei diesen ausgezeichneten Kandidaten für eine Bypass-Op – Dreigefäßerkrankung, keine stärkere Einschränkung der Herzfunktion – war die Operation bei gleichzeitiger Beschwerdefreiheit erfolglos.

Man kommt nicht umhin, der Beschwerde, dem subjektiven Erleben der Patienten einen entscheidenden Stellenwert auf das Operationsergebnis zuzusprechen. Herzschmerzen werden durch die Operation in der Regel wirksam unterbunden. Wer also vorher Brustenge und Luftknappheit bei bestimmten Belastungen verspürte und nach der Operation nicht mehr, für den hat sich durch die Operation Wesentliches getan. Nicht so für denjenigen, der schon vorher nichts verspürte. Dieser Unterschied trägt offenbar entscheidend zur Verbesserung der Lebenserwartung bzw. zur Nutzlosigkeit der Operation bei.

Derartige Effekte, die im subjektiven Erleben angesiedelt sind, werden auch »Placebo-Effekte« genannt. Der Eingriff an den Kranzgefäßen ist identisch bei allen Patienten. Doch er hilft nur dann, wenn die Erwartungshaltung des Patienten spürbar bestätigt wird. Diese Erwartungshaltung wird genährt vom Allmachts-Mythos der modernen Medizin und die ist im Fall der Bypass-Op am offenen Herzen sehr groß.

Im Verlauf von etwa zehn Jahren verschließt etwa die Hälfte der Venen-Bypässe. Der Patient bemerkt in der Regel nichts vom Verschluss eines Bypasses. In einer Studie, wiederum aus Seattle, untersuchte man eine Reihe von Patienten, bei denen neun Monate nach der Operation sämtliche Bypässe wieder verschlossen waren (48). Die Mehrzahl dieser Patienten war nicht nur beschwerdefrei, sondern auch körperlich besser belastbar als vor der Operation. Auch das spricht stark für den Placebo-Effekt dieser Operation.

Der wichtigste Effekt jeder medizinischen Maßnahme ist der Einfluss auf die Lebenserwartung. Dazu eine Zahl: In der europäischen Studie mit den besten Resultaten für die Bypass-Chirurgie lebten in der Patientengruppe mit Dreigefäßerkrankung und relativ starken Beschwerden nach fünf Jahren 94% der Operierten und 82,4% der nicht Operierten. Aus den Daten dieser Studie lässt sich errechnen, dass 43 Patienten mit vergleichbarem schwerem Krankheitsbild operiert werden müssen, damit pro Jahr ein Leben gerettet wird. Die Wahrscheinlichkeit, der Auserwählte zu sein, dem dieses Glück zuteil wird, ist nach dieser günstigsten Bypass-Studie immer noch geringer als beim Roulette mit seinen 36 Feldern. Gelungene Kopfarbeit zur Erzielung des Placebo-Effekts ist zudem Voraussetzung für ein positives Operationsergebnis. Wer bei massivem Gefäßbefall keine oder nur geringe Beschwerden hat, auf dessen Lebensspanne hat die Operation überhaupt keinen Einfluss.

Daneben ist natürlich der Effekt der Bypass-Operation auf die Infarktverhütung von großem Interesse. Hier kommen alle drei großen Studien zum gleichen Ergebnis: Die Infarktrate wird durch den chirurgischen Eingriff nicht gesenkt. Die Bypass-Op wirkt nicht infarktpräventiv (42,49,50). Durch die Umgehung hochgradiger Kranzgefäßverengungen wird kein Infarkt verhindert. Dieses Ergebnis

Die Bypass-Op
verhindert keinen Herzinfarkt.

spricht ganz für die Auffassung Baroldis, der zeigte, dass kritische Koronarstenosen durch zahllose seitliche Verbindungsbahnen »bypassed« sind, so dass ein operativ gesetzter Bypass daran nichts verbessern kann. Dieses Ergebnis stellt die Rolle kritischer Gefäßverengungen in der Infarktentstehung entscheidend in Frage.

Patienten, die sich einer Bypass-Op unterziehen, hoffen inständig, durch diese eingreifende Operation vor einem Herzinfarkt geschützt zu werden mit der Aussicht auf ein langes Leben. Die Schulmedizin nährt diese Erwartungen und motiviert ständig herzkranke Patienten, sich diesem

Eingriff zu unterziehen. So mehren sich die betrogenen Hoffnungen von Tag zu Tag.

Illusion und Realität: Ballon-Katheter verhüten keine Infarkte und verlängern kein Leben.

Der Ballon-Katheter boomt. In Deutschland werden gegenwärtig über 600.000 Herzkatheter pro Jahr vom Oberschenkel Richtung Herz geschoben. Dabei kommen in zunehmenden Maß Ballon-Katheter zum Einsatz, um mögliche Verengungen der Kranzgefäße gleich behandeln zu können. Mit dem Ballon-Katheter werden die großen Atherome per Überdruck platt gedrückt. Der Grützbrei wird zerquetscht, wobei es häufig zu Blutungen innerhalb der Gefäßwand kommt.

Das Ziel der Behandlung, die Verengung zu beseitigen, wird vom Organismus häufig unterlaufen. Als Reaktion auf diesen Eingriff verengt sich das gereizte Gefäß in einem hohen Prozentsatz an gleicher Stelle von neuem. Das führte zum Einsatz von Stents, feinmaschiger Röhrchen, die im Bereich der behandelten Stenose platziert werden, um die Arterie daran zu hindern, sich wieder zu verengen oder gar zu verschließen. Doch die Rate der »Re-Stenosen«, der erneut auftretenden Verengungen, ist auch mit Stents hoch. »In-Stent-Re-Stenosen«, Verengungen innerhalb der Stents, werden in der Literatur in 15-60% der Fälle beschrieben. Wer sich als Patient also einmal auf den Herzkatheter eingelassen hat, kommt im Allgemeinen nicht so schnell wieder davon los. Wiederholte Katheter-Eingriffe sind fast die Regel.

Der neueste Renner sind beschichtete Stents. Die Beschichtung der Stents mit »Immunsuppressiva« und »Zytostatika« soll das umgebende Gewebe daran hindern, in die Stents einzuwandern und diese zu verschließen. Durch die Beschichtung ist die Verschlussrate der Stents zumindest nach sechs bis neun Monaten gesenkt worden. Ob dieser Effekt von Dauer ist, ist bisher nicht bekannt.

Ein Ballon-Kathetereingriff produziert stets ein fürs Auge eindrucksvolles Ergebnis. Nach gelungenem Eingriff sind die Verengungen verschwunden und das Blut passiert wieder ungehindert die zuvor blockierte Stelle. Der Ballon-Katheter beseitigt kritische Kranzgefäßstenosen. Also sollte dieser Eingriff dazu beitragen, einen Infarkt zu verhüten und das Leben zu verlängern, folgt man der herrschenden Auffassung. Doch diese Erwartung, die jeder Patient mit diesem Eingriff verbindet, ist eine Illusion.

Wie sieht die Realität aus? Eine Vielzahl von Studien beschäftigt sich mit der Wirksamkeit des Ballon-Katheters. »RITA-2« (51) heißt die größte und repräsentativste Studie zum Vergleich von Ballon und medikamentöser Behandlung bei Patienten mit koronarer Herzkrankheit und chronischen belastungsabhängigen Beschwerden. In dieser Studie aus Großbritannien fanden sich nach drei Jahren Laufzeit mehr Herzinfarkte und mehr Todesfälle in der Ballon-Gruppe. Dies Ergebnis war »signifikant«, statistisch eindeutig. Der Ballon-Eingriff konnte allerdings die Herzschmerzen zumindest in den ersten zwei Jahren besser zurückdrängen als die Medikamente.

Um zu verbindlichen Aussagen zu kommen, werden heute gern sogenannte »Meta-Analysen« angestellt, in denen die Ergebnisse vergleichbarer Studien zusammengefasst und aufgerechnet werden. Eine »Meta-Analyse« aller zwischen 1979 und 1998 veröffentlichen Studien zum Vergleich von Ballon und Medikamenten kam in der Tendenz zum gleichen Ergebnis wie schon »RITA-2« (52). Es zeigte sich ein starker Trend, dass der Katheter-Eingriff die Infarkthäufigkeit steigert und die Lebenserwartung senkt. Also das genaue Gegenteil von dem, was man sich erhofft hatte. Lediglich in punkto Schmerzreduktion schneidet der Ballon-Eingriff besser ab als die alleinige medikamentöse Behandlung.

In »RITA-2« wurden nur ausnahmsweise Stents benutzt. Heute werden fast bei jedem Eingriff Stents gelegt. Zum Vergleich des Ballon-Eingriffs mit beziehungsweise ohne Stenteinlage sind kürzlich zwei »Meta-Analysen« veröffentlicht worden. Die erste umfasste alle entsprechenden klinischen Studien zu dieser Thematik außer solchen, in denen der Ballon-Katheter zur Behandlung des akuten Herzinfarkts eingesetzt wurde (53). Es zeigte sich, dass die

Ein starker Trend besagt: Der Kathetereingriff steigert die Infarkthäufigkeit und senkt die Lebenserwartung.

Infarkthäufigkeit und die Sterberate durch den Einsatz von Stents nicht gesenkt werden konnten. Stents wirken nicht infarktpräventiv und auch nicht lebensverlängernd.

Die zweite »Meta-Analyse« schloss auch Daten von Stent-Registern ein (54). Das Ergebnis war identisch. Ob man geringfügige Stenosen unter 50%, höhergradige über 50% oder fast vollständige, die das Gefäß über 99% verschlossen, einmal mit Stent und das andere Mal ohne Stent behandelte, das Ergebnis war stets das Gleiche: In allen

Untergruppen war es bei etwa 5% der Patienten nach einem Jahr zum Auftreten von Tod oder Herzinfarkt gekommen.

Die Vermarktung der beschichteten Stents läuft gegenwärtig auf Hochtouren, winkt hier doch ein paradiesischer Markt. Ein beschichteter Stent soll zur Zeit um 2000 Euro kosten. In allen Publikationen wird freudig verkündet, dass beschichtete Stents nicht nur die Verschlussrate der Stents senken, sondern auch von klinischem Nutzen seien. »Kardiale Ereignisse« träten seltener auf, heißt es. Dabei bezieht man sich allerdings nur darauf, nicht gleich wieder einen Katheter schieben zu müssen. Zur Infarktverhütung und zur Verlängerung des Lebens können auch beschichtete Stents nichts beitragen.

Zurück zu »RITA-2«, deren Ergebnisse für Patienten mit koronarer Herzkrankheit und belastungsabhängigen Schmerzen bis heute als repräsentativ anzusehen sind. Durch den Ballon-Katheter wird die Infarkthäufigkeit eher gesteigert und das Leben eher verkürzt. Stents haben in Bezug auf Infarkt-Prävention und Lebensverlängerung gegenüber dem reinen Ballon keine Vorteile ergeben, ob unbeschichtet oder beschichtet. Der Eingriff mit dem Ballon-Katheter ist ein rein symptomatischer Eingriff zur Schmerzreduktion. Gegen die Linderung von Schmerzen gibt es überhaupt keine Einwände. Von Schmerzen befreit zu werden, ist ein Segen für jeden Patienten. Doch wenn ursächlich nicht geholfen wird, dann ist die symptomatische Linderung ein zweischneidiges Schwert, geeignet, Sand in die Augen zu streuen. Zudem ist ein Herzkathetereingriff kein Spaziergang. Die wichtigste Komplikation besteht darin, dass sich durch den Eingriff zerquetschte Fett- oder Gerinnselmassen lösen und ein Herzinfarkt verursacht wird. Auch Todesfälle kommen vor.

Diese vernichtende Bilanz hielt die Kardiologen nicht davon ab, die Katheterfrequenz immer weiter in die Höhe zu schrauben. Auch die Herzkathetereingriffe haben sich inzwischen zu einem milliardenschweren Markt entwickelt. Die Resultate für den Ballon-Katheter liegen auf genau der gleichen Linie wie bei der Bypass-Chirurgie. Die Umgehung oder Aufweitung kritischer Kranzgefäßstenosen verhindert keinen Herzinfarkt. Wo die symptomatische Linderung durch den operativen Eingriff am offenen Herzen noch gelegentlich zur Verbesserung der Lebenserwartung beitragen kann, schlägt beim Ballon-Katheter der eingriffsbedingte Schaden vermehrt durch. Beide Maßnahmen stellen die Bedeutung kritischer Koronarstenosen beim Herzinfarkt grundlegend in Frage und zwingen zu der Annnahme, dass die Entstehung eines Herzinfarkts wenig bis gar nichts mit den ins Auge springenden hochgradigen koronaren Verengungen zu tun hat.

Gegenwärtig wird das Hohelied »invasiver« Maßnahmen (Ballon-Katheter oder Bypass-Op) in der Akutphase, bei drohendem Herzinfarkt gesungen. Die Stadt Hamburg ist bemüht, ein Netzwerk von rund um die Uhr einsatzbereiten Herzkatheterplätzen für diese Patienten bereitzustellen. Was ist gesichert? Die fünf umfangreichen Studien zum Vergleich von invasiv-eingreifendem und abwartendem Vorgehen bei drohendem Herzinfarkt kommen zu widersprüchlichen Ergebnissen. Nachdem mal der Nutzen, mal der Schaden invasiven Vorgehens überwog, kam »RITA-3«, die bisher letzte repräsentative Studie zu folgenden Ergebnissen (55). Invasives Vorgehen beim »akuten Koronarsyndrom« (in der Mehrzahl Ballon-Katheter mit Stenteinlage, in bestimmten Fällen auch Bypass-Op) führte gegenüber abwartendem Vorgehen im ersten Jahr nach dem Eingriff nicht zur Senkung von Infarkt- oder Sterberate. Invasives Vorgehen bei drohendem Infarkt erwies sich also in dieser Untersuchung als nicht geeignet, Infarkte zu verhüten oder das Leben zu verlängern. Pluspunkte für das eingreifende Vorgehen gab es wiederum nur hinsichtlich der Beschwerdelinderung.

Es ist Jahrzehnte her, dass in der wissenschaftlichen Literatur die ketzerische Ansicht geäußert werden konnte, dass die Behebung der Angina pectoris-Schmerzen durch das invasive Vorgehen auf eingriffsbedingte Schädigungen der Kranzgefäße zurückzuführen ist. Herzschmerzen werden in erster Linie von Nervenfasern des Sympathikus, die die Kranzgefäße umranken, der Hirnzentrale gemeldet. Bei der Bypass-Op werden nicht wenige dieser Fasern durchtrennt. Beim Ballon werden diese Fasern durch das Breitquetschen der Atherome nachhaltig betäubt. Auch hier sollte die Forschung nachhaken.

Das Märchen vom »schädlichen Cholesterin«

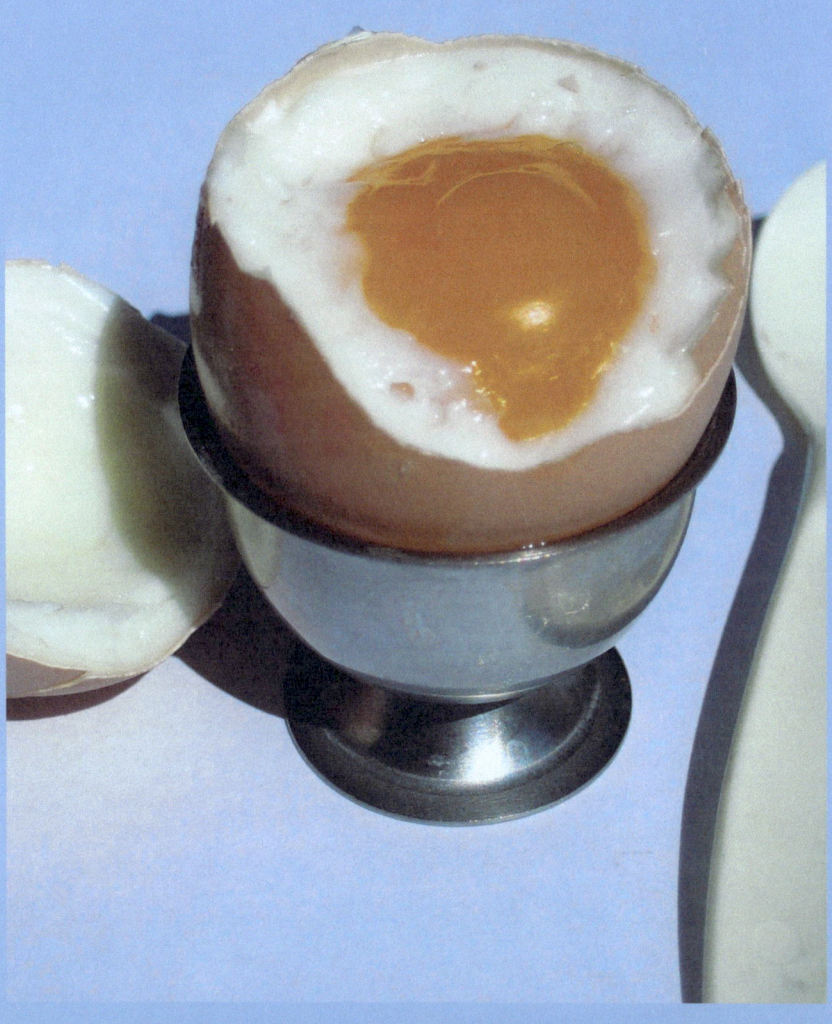

Das Märchen vom »schädlichen Cholesterin«

Marketing-Lügen

Cholesterin ist schädlich, äußerst schädlich, das hat sich in den Köpfen der Menschheit festgesetzt. Ein erhöhter Cholesterinspiegel trägt nach allgemeinem Konsens entscheidend zum Fortschreiten der Arteriosklerose bei und gilt deshalb als wichtigster Risikofaktor des Herzinfarkts. In der Phantasie vieler Menschen kreisen bei erhöhten Cholesterinwerten Fettinseln im Blut, dringen in Wände der Arterien ein, verdicken und verstopfen die Gefäße und verursachen den stets lebensbedrohlichen Infarkt.

Dieses Konstrukt ist nicht haltbar. Cholesterin ist nicht schädlich. Im Gegenteil, Cholesterin ist lebensnotwendig und übt zahlreiche wichtige Funktionen im menschlichen Organismus aus. Die Legende vom schädlichen Cholesterin ist das Resultat einer Verdummungsstrategie von Seiten der Schulmedizin zum Nutzen der pharmazeutischen Industrie. Sie dient dazu, die »aggressive Cholesterinsenkung« mit bestimmten marktbeherrschenden Medikamenten als Leitlinie in der Behandlung der Herzkrankheit abzusichern. Dies geschieht nicht nur zum Vorteil der Patienten. Der damit verbundene Geldsegen für die Pharmaindustrie sprengt hingegen alle bisher bekannten Dimensionen und lässt natürlich auch viel Raum für Dankbarkeit gegenüber den wissenschaftlichen Helfern.

Um dies zu verstehen, ist es notwendig, hinter die Kulissen zu schauen und sich mit einigen fachlichen Einzelheiten vertraut zu machen. Es geht dabei um so ungewohnte Begriffe wie »LDL« und »ox-LDL«, deren Unterschied von der Schulmedizin konsequent verwischt wird, womit es gelingt, das Cholesterin an den Pranger zu stellen. Es wird gezeigt, wie Fakten verdreht und die Wahrheit verbogen wird. Tierversuche, deren Ergebnisse nicht auf den Menschen übertragbar sind, kommen zur Sprache, wie auch das altbewährte Schweigen zu objektiv belegten Tatsachen, die nicht ins Konzept passen. Danach erfährt der Leser, dass Butter, Eier und Käse den Cholesterinspiegel wesentlich weniger beeinflussen als die tägliche Stressbelastung. Cholesterinsenkende Medikamente haben sich verschiedentlich als sehr schädlich herausgestellt. Das hat der heute gängigen »aggressiven Cholesterinsenkung« jedoch keinen Abbruch getan. Die »Wundermittel« unserer Tage, die »Statine« werden kritisch auf Nutzen und Schaden abgeklopft. Und schließlich wird gezeigt, wie wissenschaftliche Erkenntnis manipuliert wurde, um die Legende vom schädlichen Cholesterin zu weben.

Das »schädliche Cholesterin« ist »unschuldig«

Herzpatienten sind heutzutage gut darüber informiert, dass es zwei Arten von Cholesterin gibt: HDL, das »gute Cholesterin« und LDL, das »schlechte Cholesterin«. LDL fördert die Arteriosklerose, HDL schützt davor, so heißt es. LDL ist das wichtigste Transportsystem für Cholesterin im Blut. Die LDL-Kügelchen bringen das in der Leber gebildete Cholesterin zu den Körperzellen. Die runden LDL-Partikel bestehen im Kern aus etwa 1500 Cholesterinmolekülen und in der Hülle aus verschiedenen Fetten und einem großen Eiweißmolekül. Kern und Hülle sind reichlich durchsetzt mit fettlöslichen antioxidativen Vitaminen, besonders Vitamin E zum Schutz vor oxidativen Angriffen. Das große Eiweißmolekül dockt an einem spezifischen Rezeptor der Zellwand an und ermöglicht somit die Aufnahme der LDL-Partikel durch die Körperzellen. Cholesterin ist Bestandteil jeder Zellmembran. Die ebenfalls kugelförmigen HDL-Partikel sind kleiner als LDL. Im HDL-System wird Cholesterin zur Leber zurücktransportiert.

Aggressive Senkung des LDL-Cholesterinspiegels als herrschende Leitlinie geht davon aus, dass LDL »atherogen« wirkt, dass LDL also zur Bildung der »Atherome«, der Grützbeutel in den Arterienwänden entscheidend beiträgt. Je höher der LDL-Blutspiegel, so die These, desto größer die Gefahr arteriosklerotischer Verengungen der Kranzgefäße und desto größer das Infarktrisiko.

LDL für sich wirkt jedoch niemals atherogen, sondern nur oxidiertes LDL (ox-LDL) und auch dies nur unter bestimmten Umständen. Die Unterscheidung von LDL und ox-LDL wird immer wieder verwischt. ox-LDL entsteht aus LDL, wenn durch den Angriff freier Radikale bei unzureichendem antioxidativem Schutz verschiedene Strukturen des LDL-Partikels oxidiert werden.

Die Bildung von ox-LDL ist primär nicht vom LDL-Blutspiegel abhängig, sondern in erster Linie von der oxidativen Stressaktivität. Und auch diese bleibt längerfristig relativ folgenlos, solange nämlich die oxidativen Angriffe das besonders geschützte Eiweißmolekül nicht schädigen. Erst wenn der Angriff freier Radikale auf das Eiweißmolekül übergreift, entsteht eine völlig neue Situation.

LDL-Partikel ohne intaktes Eiweißmolekül können von den Rezeptoren der Zellen nicht mehr erkannt werden. Sie häufen sich deshalb in der Gefäßwand an, locken weiße Blutkörperchen aus dem Blut an, die sich in der Gefäßwand zu »Fresszellen« entwickeln und über einen speziellen »Müllrezeptor« verfügen. Mit diesem Müllrezeptor sammeln sie den oxidativ geschädigten LDL-Müll ein. Doch dieser im Organismus vorprogrammierte Ablauf hat einen Haken. Fresszellen verfügen über »Radikal-Kanonen«, produzieren also reichlich »Superoxid-Radikale«, die wiederum den oxidativen Stress in der Gefäßwand verstärken. Dadurch wird die LDL-Oxidierung weiter forciert und bei Schädigung des Eiweißmoleküls werden weitere Fresszellen einwandern. Wenn dieser Prozess nicht durch energische antioxidative Gegenwehr gestoppt wird, führt er schließlich zur Schädigung der Arterienwand und zur Arteriosklerose.

Der entscheidende Punkt in dieser Entwicklung ist der massierte Angriff freier Radikale, der zur Schädigung des Eiweißmoleküls führt. Dieser Prozess ist weniger vom Angebot an LDL, also vom LDL-Cholesterinspiegel, abhängig, als vom Ausmaß der oxidativen Stressbelastung des Körpers.

In ihrer Begründung für das »schädliche Cholesterin« verweist die Schulmedizin auf Tierversuche und auf Patienten mit erblichen Störungen ihres Cholesterinstoffwechsels. Bei diesem Personenkreis und auch bei den Versuchstieren liegen die LDL-Cholesterinwerte allerdings weit über denen der allgemeinen Bevölkerung (ca. 100-200 mg/dl). Patienten mit »monogener Hypercholesterinämie« (ca. 5% der Patienten mit erhöhten Cholesterinwerten) haben LDL-Werte zwischen 350 und 1000 mg/dl. Bei den Versuchstieren, denen enorme Mengen an Cholesterin verfüttert werden, liegen die LDL-Werte zumeist über 1000 mg/dl.

Derart stark erhöhte Cholesterinwerte führen zu einer speziellen Form der Arteriosklerose, die sich eindeutig von der Arteriosklerose der allgemeinen Bevölkerung unterscheidet. In den Tierversuchen beginnt die Arteriosklerose mit der Bildung von »Schaumzellen«. Dabei handelt es sich um Fresszellen, die sich sozusagen an ox-LDL überfressen haben und monströs aufquellen. Die menschliche Arterio-

Nicht dem Cholesterin, sondern dem oxidativen Stress gebührt die Rolle des Unruhestifters.

sklerose entwickelt sich hingegen völlig anders. Hier finden sich am Beginn knötchenhafte Verdickungen aus Wucherungen glatter Muskelzellen in den Gefäßwänden. Diese Muskelknötchen entwickeln sich im weiteren Verlauf zu bindegewebigen Knoten, die ins Gefäßinnere hineinragen (38,39). Es handelt sich also um ein komplett unterschiedliches Szenario. Im Anfangsstadium der menschlichen Arteriosklerose enthalten die Gefäßveränderungen nicht mehr Cholesterin als das sie umgebende Gewebe. Erst in späteren Stadien kommt es zum Auftreten von Schaumzellen als Bestandteil des sich entwickelnden Atheroms.

Die Beweisführung der Schulmedizin, eine direkte Verbindung zwischen dem LDL-Cholesteringehalt des Blutes und der Arteriosklerose herzustellen, ist deshalb untauglich und falsch. Sie trifft nur auf einen kleinen Personenkreis zu, ansonsten stößt sie ins Leere und ist eine Irreführung.

Cholesterin schützt: Jede Körperzelle

Das Verhältnis von LDL-Cholesterin und oxidativem Stress ist komplex. Wenn freie Radikale ein LDL-Partikel in einer Gefäßwand angreifen, reagieren sie besonders lebhaft mit den ungesättigten Fettsäuren in der Hülle des LDL-Kügelchens. Dadurch kann eine oxidative Kettenreaktion ausgelöst werden, wodurch die oxidative Stressbelastung des Gefäßes zunimmt.

Bei oxidativem Stress ist LDL willkommenes Futter der freien Radikale. Ohne oxidativen Stress wirkt LDL nicht »pro-oxidativ«, es produziert keine freien Radikale. Ohne oxidativen Stress, vor allem bei ausreichendem Oxidationsschutz der LDL-Partikel durch fettlösliche Vitamine trägt LDL in keiner Weise zur oxidativen Stressbelastung bei. Ohne oxidativen Stress ist das Cholesterin sozusagen unschuldig. Erst, wenn das oxidative Feuer bereits brennt, wird dieses durch LDL weiter geschürt. Also sollten sich alle Bemühungen primär darauf beziehen, den Oxidationsschutz des Organismus zu verbessern und die oxidativen Belastungen zu senken. Wenn hier des Guten genug getan ist, kann an eine maßvolle Eingrenzung des Cholesterinspiegels gedacht werden.

Die gegenwärtige aggressive Senkung des Cholesterinspiegels nimmt keine Rücksicht auf die zahlreichen lebensnotwendigen Aufgaben des Cholesterins. Ein wichtiger Effekt wird zudem von der Schulmedizin völlig unterschlagen: Cholesterin wirkt antioxidativ und zwar in jeder Körperzelle. In der Zellwand schieben sich die Cholesterinmoleküle zwischen die ausgestreckten Fettsäuren. Das erhöht die Packungsdichte der oxidationsanfälligen hochungesättigten Fettsäuren in der Zellmembran und schützt diese vor den Angriffen von »Superoxid-Radikalen« (56). Dieser antioxidative Effekt des Cholesterins bedeutet einen wichtigen Schutz für jede Körperzelle. In den Gefäßwänden stärkt Cholesterin die Widerstandskraft gegen die Arteriosklerose. Aggressive Cholesterinsenkung ist ganz sicher ein falscher Weg.

Die Höhe des Cholesterinspiegels: In erster Linie stressbedingt

Zahllose Menschen rund um den Globus zögern beim Frühstücksei, essen keine Butter, meiden tierische Fette wie die Pest, in der Angst, dadurch ihren Cholesterinspiegel zu erhöhen. Doch der Cholesteringehalt der Nahrung hat nur einen geringen Einfluss auf den Cholesterinspiegel des Blutes. Es existiert nämlich ein negativer »Feed-Back« zwischen dem Cholesteringehalt des Blutes und der Cholesterinaufnahme durch den Darm. Je höher der Blutspiegel desto weniger Cholesterin wird vom Darm aufgenommen.

Schon 1955 formulierte der spätere »Cholesterin-Papst« der westdeutschen Medizin, Gotthart Schettler: »Der Cholesteringehalt der Nahrung ist für das Blutcholesterin ohne praktische Bedeutung. Der Blutcholesterinspiegel wird aber vom Fettgehalt und vom calorischen Wert der Nahrung beeinflußt« (57). Dennoch ist bis heute die Cholesterineinschränkung in der Nahrungszufuhr eine zentrale Säule in der allgemein empfohlenen Diät zur Senkung des Cholesterins.

Die Bedrohung durch knapp 300 mg Cholesterin in einem Eidotter genügt im Allgemeinen, um einen Patienten zu einer radikalen Umstellung seiner Ernährung zu bewegen. Eine konsequente Diät mit Fettreduktion, dem Austausch tierischer gegen pflanzliche Fette und Cholesterineinschränkung senkt den Blutcholesterin-Spiegel um ca. 5-10%. Wenn das die Patienten wüssten? Bei soviel Mühe verspricht man sich eigentlich mehr. Dass diese Diät gleichzeitig die oxidative Stressbelastung des Organismus erhöht und das Fortschreiten der Arteriosklerose fördert, wie im 1. Kapitel im Abschnitt zum oxidativen Stress näher ausgeführt, wird von schulmedizinischer Seite unterschlagen. Auch das würden die Patienten nur ungern hören.

Akuter Sympathikus-Stress steigert die Cholesterinsynthese. Auf chronische psychosoziale Stressbelastungen reagiert der Organismus mit chronischer Reduktion der

Der Cholesteringehalt der Nahrung: Nur von äußerst geringem Einfluss auf den Cholesterinspiegel im Blut.

parasympathischen Aktivität. Eine chronische Funktionsschwäche des zentralen parasympathischen Steuerungspols wiederum ist regelhaft mit einem Anstieg des Cholesterinspiegels verknüpft (58,59). Chronischer oxidativer Stress ist ebenfalls ein wichtiger Faktor zur Anhebung der Cholesterinwerte, wie im Abschnitt zum »Wohlstandssyndrom« näher ausgeführt. Neben biologischen Faktoren wie Erbgut, Alter und Geschlecht, neben körperlicher Aktivität und dem Körpergewicht schlägt sich im Cholesterinspiegel also vor allem die Stressbelastung eines Menschen nieder.

Patienten mit erhöhtem Cholesterinspiegel haben ein erhöhtes Infarktrisiko. Das ist gesichert. Dieser Zusammenhang verführt natürlich zu der Annahme, dass erhöhte Cholesterinspiegel über eine Stimulierung der Arteriosklerose zur Infarktentstehung beitragen. In den vorangehenden Ausführungen wurde gezeigt, dass das Cholesterin einen Schutzeffekt vor der Arteriosklerose entfaltet. In den Kapiteln zum Herzinfarkt, den Umgehungsbahnen, zur Bypass-Op und zum Ballon-Katheter ist deutlich geworden, dass die Bedeutung der kritischen Kranzgefäßverengungen für die Infarktentstehung völlig falsch eingeschätzt wird. Die Gleichung: Erhöhter Cholesterinspiegel = Arteriosklerose = gesteigertes Infarktrisiko ist nicht aufrechtzuerhalten.

Dennoch ist die Tatsache nicht wegzureden, dass Menschen mit erhöhten Cholesterinwerten statistisch ein erhöhtes Infarktrisiko haben. Wie lässt sich das erklären? Wie gezeigt, spielen eine Funktionsschwäche des Parasympathikus und oxidativer Stress wichtige Rollen beim Herzinfarkt. Beide Phänomene machen allerdings nicht nur anfällig für den Infarkt, sondern sind gleichermaßen regelmäßig mit erhöhten Cholesterinwerten verbunden. So gesehen erscheinen die erhöhten Cholesterinwerte bei den Infarktkandidaten als eine unumgängliche Begleiterscheinung der Herzkrankheit. Sie weisen demnach auf ein Risiko hin, ohne als eigenständiger Risiko-»Faktor« die Infarktentstehung zu begünstigen.

Cholesterin ist eine der wichtigsten Substanzen des menschlichen Organismus. Es findet sich in jeder Körperzelle als struktureller Bestandteil der Zellmembran. Cholesterin wirkt antioxidativ. Cholesterin ist Ausgangssubstanz aller körpereigenen »Steroid-Hormone«, u.a. des Kortisons und sämtlicher männlicher wie weiblicher Sexualhormone. Selbst das Abbauprodukt des Cholesterins ist wichtig, ohne Gallensäuren würde die Verdauung nicht funktionieren. Diese Substanz hat es nicht verdient, verteufelt zu werden.

Den Cholesterinspiegel senken: Der Schaden ist programmiert

Seit Jahrzehnten wird versucht, durch cholesterinsenkende Maßnahmen prophylaktisch und therapeutisch Einfluss auf die Herz-Kreislauf-Erkrankungen zu nehmen. Zu dieser Thematik wurde eine unübersehbare Vielzahl an Studien veröffentlicht. Bis Anfang der neunziger Jahre wurde in diesen Studien alles und stets auch das Gegenteil bewiesen. Kritische Analysen kamen damals zu dem Schluss, dass durch die Senkung des Blutcholesterins die Infarktsterblichkeit nicht gesenkt wird und dass ein präventiver Effekt auf die Infarkthäufigkeit wenig wahrscheinlich ist. Es konnte belegt werden, dass gegenteilige Aussagen lediglich auf der gehäuften Zitierung von Studien mit positiven Resultaten für den Einsatz cholesterinsenkender Maßnahmen beruhten (60).

Anfang der neunziger Jahre wurde über ein Moratorium zum Einsatz cholesterinsenkender Medikation laut nachgedacht (61). Der Schaden schien den Nutzen zu übersteigen, so dass die Forderung nach einem Aussetzen der Cholesterinsenkung im Interesse des Patienten nur konsequent war. In vielen Studien war die »nichtkardiale« Sterblichkeit gesteigert. In Verbindung mit der Cholesterinsenkung starben auffällig viele Menschen an Krankheiten oder Ursachen, die mit dem Herz nichts zu tun hatten. Es deutete sich ein Zusammenhang zwischen der Krebssterblichkeit und dem Cholesterinspiegel an. Die Mehrzahl der Studien, die sich mit diesem Zusammenhang beschäftigten, hatten zum Ergebnis: Je höher der Cholesterinspiegel, desto geringer die Krebssterblichkeit, je niedriger der Cholesteringehalt, desto größer die Krebssterblichkeit (62).

Besonders ältere Menschen sind offenbar lebensnotwendig auf erhöhte Cholesterinwerte angewiesen. In mehreren Studien ist ein gesteigertes Sterberisiko bei älteren Menschen mit niedrigen Cholesterinwerten belegt. Je früher im Leben die Cholesterinabsenkung, desto größer das Sterberisiko (63). Das Risiko, an Krebs oder Infektionen zu sterben, war bei sehr alten Menschen mit den höchsten Cholesterinwerten am geringsten (64).

Eine neuere Studie aus Korea stand unter der Fragestellung, welcher Cholesterinwert statistisch mit der niedrigsten Sterberate einhergeht. Als Resultat ergab sich der Bereich

Auffallend viele Krebstote bei niedrigen Cholesterinwerten.

zwischen 211-251 mg/dl für das Gesamt-Cholesterin. Dieser Bereich ist nicht nur höher als der durchschnittliche Cholesterinspiegel der Koreaner (65), er widerspricht auch deutlich den gegenwärtigen schulmedizinischen Empfehlungen, das Blutcholesterin generell unter 200 mg/dl zu drücken.

Die heutigen »Wundermittel« zur Cholesterinsenkung: Minimaler bis null Einfluss auf die Lebenserwartung

Das neue Wundermittel kam Anfang der neunziger Jahre auf den Markt: Die »Statine«: »Simva-, »Prava- oder »Atorvastatin«, besser bekannt unter ihren Handelsnamen »Zocor«, »Denan«, »Sortis«, »Pravasin«, »Mevinacor« oder früher auch »Lipobay«. Die Statine haben alle finanziellen Schallmauern durchbrochen. Sie waren die absoluten Umsatzrenner der letzten zehn bis fünfzehn Jahre. Zumindest in dieser Hinsicht haben sich die Statine tatsächlich als wahres Wunder entpuppt.

Die Statine senken den Cholesterinspiegel im Blut um ca. 20-40% und damit wesentlich energischer als alle Vorgängerpräparate. Die Statine senken zugleich das Risiko für Herz-Kreislauf-Erkrankungen ein klein wenig. Das hört sich in der Werbung allerdings ganz anders an. So warb die Firma Pfizer nach Abschluss der »ASCOT-Studie« (66) für ihr Statin »Sortis« in den medizinischen Fachjournalen mit einem »minus 36% Herzinfarkt-Risiko«, woraus man schließt, dass das Infarktrisiko durch die Einnahme dieses Medikaments um 36% gesenkt wird. Doch weit gefehlt.

Um bei diesen Angaben nicht länger ohnmächtiges Opfer der Marketinginteressen der Industrie zu sein, muss sich der Leser mit folgenden Zusammenhängen vertraut machen. Wenn durch eine Behandlungsmaßnahme ein bestimmtes Ereignis, zum Beispiel ein Herzinfarkt, in seiner Häufigkeit von 20% auf 10% gesenkt wird oder von 2% auf 1%, jedes Mal wird das Krankheitsrisiko um die Hälfte, also um 50% vermindert. Man spricht hierbei von der Senkung des »relativen Risikos«. Das relative Risiko wird gern werbewirksam eingesetzt. Der wirkliche Effekt einer Behandlungsmaßnahme wird damit allerdings überhaupt nicht erfasst.

Ein Ereignis von 20 auf 10% zu drücken, ist etwas ganz anderes, als von 2 auf 1%, das leuchtet ein. Im ersten Fall beträgt die Reduktion des »absoluten Risikos« 10%, im zweiten Fall 1%. Nur Aussagen zum absoluten Risiko sind von Wert. Hier hat sich »NNT«, die »Number Needed to Treat« bewährt. Es handelt sich dabei sehr anschaulich um die Anzahl an Patienten, die ein Jahr lang zum Beispiel ein bestimmtes Medikament schlucken müssen, um ein Ereignis, zum Beispiel das Auftreten eines Herzinfarkts, zu verhindern.

Was heißt das für die ASCOT-Studie? Teilnehmer waren Patienten mit mehreren Risikofaktoren für den Herzinfarkt. Die Hälfte der Patienten nahm täglich 10 mg Sortis ein, die andere Hälfte ein Placebo-Präparat. Nach gut drei Jahren war es bei 3,0% der Kontrollpatienten und lediglich bei 1,9% der Sortis-Patienten zum Auftreten eines Herzinfarkts oder Herztodesfalls gekommen. Daher der relative Rückgang um 36%. Die NNT/Jahr, die aus dieser Studie zu errechnen ist, betrug 300. Das heißt, dass 300 Hochrisikopatienten ein Jahr lang täglich 10 mg Sortis einnehmen müssen, damit eins dieser Ereignisse verhindert wird. Umgekehrt werden 299 Patienten unnötig behandelt, weil sie nicht davon profitieren. Diese Bilanz klingt dann doch ernüchternd.

Wenn man sich ausschließlich auf das wichtigste Kriterium, die Lebenserwartung, bezieht, wird man vollends enttäuscht. Die mehr als dreijährige Behandlung mit 10 mg Sortis pro Tag konnte nicht zur Lebensverlängerung beitragen. Schon einige Jahre zuvor war das gleiche Resultat für eine Hochdosistherapie mit dem gleichen Medikament erzielt worden (67). 80 mg Sortis pro Tag über 4 Monate konnte bei Patienten, die mit akuten Herzbeschwerden ins Krankenhaus eingeliefert wurden, ebenfalls die Sterblichkeit gegenüber einem Placebopräparat nicht verbessern.

Auch die größte Studie zur Wirksamkeit der Statine schneidet nur etwas besser ab. Es handelt sich um die »Heart Protection Study« (»HPS«) (68,69) aus Großbritannien. Um einen Herzinfarkt oder Herztodesfall zu verhindern, mussten in dieser Studie 161 Patienten ein Jahr lang ein Statin einnehmen. Die »NNT«, um einen Todesfall pro Jahr zu verhindern, betrug 277 Patienten. Der Einfluss der Statine auf die Lebenserwartung ist also bestenfalls äußerst gering.

Insgesamt haben die Statine einen gesicherten, allerdings sehr bescheidenen Wert in der Behandlung von Herz-Kreislauf-Erkrankungen. Der Nutzen dieser Marktrenner ist wesentlich geringer, als wenn man sich beispielsweise vernünftig ernährt. Der Effekt einer sogenannten »mediterranen Kost« geht, wie im Schlusskapitel genauer ausgeführt wird, mit einer NNT von 23 einher. Ernähren sich nur 23 Herzpatienten ein Jahr lang schmackhaft wie am Mittelmeer, wird ein Infarkt verhindert oder ein Leben gerettet (70).

Der nächste wichtige Punkt betrifft die Tatsache, dass diese Cholesterinsenker ihre nützliche Wirkung im wesentlichen nicht durch die Senkung des Cholesterins erzielen. Was sich bereits in der ersten großen Studie, der »4S-Studie« aus Skandinavien andeutete, ist mit der »Heart Protection Study« zur Gewissheit geworden. Statine senken das Herz-Kreislauf-Risiko unabhängig von der Höhe des Cholesterinspiegels. Dieser Effekt ist ebenfalls unabhängig von der individuellen Cholesterinsenkung. Statine wirken ganz gleich, ob erhöhte oder erniedrigte Cholesterinwerte abgesenkt werden, ob die Cholesterinsenkung überdeutlich oder nur bescheiden ausfällt.

Diese Erkenntnisse lassen die Cholesterinsenkung in den Hintergrund treten. Die Statine hemmen das Schlüsselenzym der Cholesterinsynthese in der Leber. Doch sie hemmen dieses Enzym genauso in den verschiedensten

---

Um einen Herzinfarkt zu verhindern oder ein Leben pro Jahr zu retten

müssen	**171**	**Patienten täglich ein Statin schlucken**
oder	**23**	**Patienten sich schmackhaft wie in Italien ernähren.**

Körperzellen mit den unterschiedlichsten Effekten. Überall, wo NO gebildet wird, wie in Gefäßen und im Herzen, stimulieren Statine die NO-Produktion. Sie haben darüber hinaus die Eigenschaft, die NO-Produktion vor den Angriffen freier Radikale abzuschirmen (71,72). Sie steigern also die Präsenz und Verfügbarkeit von NO und entfalten darüber ihren nützlichen Einfluss auf das Herz-Kreislauf-Geschehen. Diese Wirkung tritt innerhalb von wenigen Tagen ein, wohingegen der cholesterinsenkende Effekt der Statine erst nach Wochen zu registrieren ist (73,74).

Der tiefe Eingriff dieser Substanzen in den Zellstoffwechsel hat allerdings auch seine äußerst gefährlichen Seiten. Statine sind »Mitochondrien-Gifte«. Sie hemmen die Zellatmung, die in den »Mitochondrien« im Zellplasma stattfindet, indem sie die Bildung von Atmungskomplexen blockieren. Mitochondrien-Gifte stimulieren den Alterungsprozess.

Außerdem beeinflussen Statine Signalübertragungsmechanismen mit Einfluss auf Wachstum und Differenzierung verschiedener Zellen (74). Derartige Effekte lassen an krebserregende Eigenschaften denken. In der »Heart Protection Study« war das Auftreten von bestimmten Hautkrebsen gesteigert. Dieses Ergebnis war allerdings nicht statistisch signifikant, kann also auf Zufall beruhen. Die Tatsache, dass alle großen Studien einen krebserregenden Effekt der Statine ausschließen, kann dennoch nicht beruhigen, denn keine Studie dauerte viel länger als fünf Jahre. Der Prozes der Krebsentstehung dauert länger.

Die aktuellste Studie zur Wirksamkeit der Statine trägt die Bezeichnung »Treat to New Targets«, abgekürzt »TNT« (53).

Das Krebsrisiko der »Statine«:
Noch nicht ausreichend geklärt.

Das Kürzel »TNT« ist besser als Bezeichnung von »Trinitrotoluol« geläufig, dem Sprengstoff, der in Kilo- oder Megatonnen die Sprengkraft der Atombomben kennzeichnet. In der TNT-Studie wurden die Effekte von 10 bzw. 80 Milligramm Sortis als Tagesdosis miteinender verglichen. 100 Tabletten Sortis zu 10 mg kosten bei uns zur Zeit gut 100 Euro, 100 Tabletten zu 40 mg, der gegenwärtig verfügbaren Höchstdosis, kosten knapp 200 Euro. Die in dieser Studie angelegte Sprengladung lässt sich erahnen.

Von 1000 mit 10 Milligramm Sortis pro Tag behandelten Patienten waren in dieser knapp fünfjährigen Studie 31 an Herzkrankheiten gestorben und 25 an anderen Todesursachen, zusammen also 56. Unter der 80-Milligramm-Dosis lag die Gesamtzahl der Toten bei 57 pro 1000. Zwar waren in dieser Gruppe sechs Patienten weniger an Herz-Kreislauf-Komplikationen gestorben, doch dafür hatten andere Todesursachen zusätzliche Opfer gefordert. Der Cholesterinspiegel wurde mit der hohen Dosis aggressiver gesenkt als mit der niedrigen (75 gegenüber 100 mg/dl LDL-Cholesterin).

Als Konsequenz aus dieser Studie wird die Forderung nach einer generellen hochdosierten aggressiven Cholesterinsenkung erhoben, weil mit der Hochdosis das Herz-Kreislauf-Risiko gesenkt wurde. Die Tatsache, dass auch eine hochdosierte Einnahme dieses Medikaments die Lebenserwartung nicht verbessern kann, findet nur beiläufige Erwähnung. Das primäre Ziel einer ärztlichen Behandlung besteht stets darin, das Leben zu verlängern. Hier bietet die Hochdosis offensichtlich keine Vorteile. Die Überlegung, dass die vermehrten Todesfälle, die nicht auf Herz-Kreislauf-Erkrankungen zurückgehen, gerade Folge der aggressiven Cholesterinsenkung sind, wird selbst in seriösen Journalen nur selten formuliert.

Wenn denn die Cholesterinsenkung mehr schadet als nützt, wenn ein entscheidender günstiger Effekt der Statine in einer verbesserten NO-Verfügbarkeit liegt, dann erhebt sich doch die Frage: Brauchen wir die Statine überhaupt, speziell auch angesichts der erheblichen ungeklärten Risiken? Die Antwort ist ein klares Nein. Eine gesunde Ernährung und regelmäßige Bewegung sind zweifellos wesentlich sinnvoller und effektiver.

Das falsche Spiel mit Vitamin E

Vitamin E ist ein wichtiges antioxidativ wirksames Vitamin. Es schützt im Besonderen die oxidationsanfälligen hochungesättigten Fettsäuren vor den Angriffen freier Radikale. Dabei reagiert Vitamin E mit Superoxid-Radikalen und zerstört sie. Vitamin E findet sich vor allem in Getreidekeimölen, in der Margarine und in Eiern. Oxidiertes Vitamin E kann von bestimmten sekundären Pflanzeninhaltsstoffen, den Flavonoiden, »recycelt« werden und steht danach dem Organismus wieder zur Verfügung.

Im Zuge der sich abzeichnenden Bedeutung, die oxidativer Stress für Herz-Kreislauf-Erkrankungen hat, wurden zahlreiche Studien unternommen, um die Wirkung antioxidativer Vitamine, speziell von Vitamin E in der Prävention zu untersuchen. Man unterscheidet »primär-präventive« Studien, bei denen die Teilnehmer zum Studienbeginn gesund sind, frei von Herz-Kreislauf-Erkrankungen, von »sekundär-präventiven« Maßnahmen, die sich ausschließlich auf Patienten nach einem Ereignis, zum Beispiel nach einem Herzinfarkt beziehen. In mehreren primär-präventiven Studien ist gezeigt worden, dass der Nahrungsgehalt an antioxidativen Vitaminen einen günstigen Einfluss auf die Herzkrankheit hat. Speziell für den Nahrungsgehalt an Vitamin E und auch für eine niedrig dosierte Einnahme von Vitamin E-Kapseln (weniger als 100 mg/Tag), fand sich wiederholt ein Zusammenhang zu weniger Infarkten und weniger Herztodesfällen (76,77,78,79). Beim direkten Vergleich von Nahrungsgehalt und Kapseln ergaben sich eindeutige Effekte nur für eine Vitamin E-reiche Ernährung, nicht für die Einnahme von Vitamin E-Kapseln (79).

Alle klinischen »placebokontrollierten« Studien haben keinen Nutzen einer Einnahme von Vitamin E-Pillen erbracht. Im Gegenteil, in mehreren Untersuchungen fanden sich eindeutige Trends, dass durch die Einnahme von Vitamin E-Kapseln die Häufigkeit und Sterberate an Herzinfarkt gesteigert wird (80,81,69). In diesen ausschließlich »sekundär-präventiven« Studien wurden durchweg sehr hohe Dosen an Vitamin E, 600-800 mg/Tag, eingesetzt.

In allen Studien zur Einnahme von Vitamin E-Kapseln wurde »α-Tocopherol« verwendet. Vitamin E kommt in der Natur jedoch nie als reines »α-Tocopherol« vor, sondern als ein Gemisch aus acht verschiedenen Bestandteilen. Bei Patienten mit koronarer Herzkrankheit besteht jedoch kein Mangel an »α-Tocopherol«, sondern an »γ-Tocopherol« (82). Nur »γ-Tocopherol« ist in der Lage, Stickstoff-Radikale zu neutralisieren (83). In der Reaktion von Superoxid-Radikalen mit NO entsteht »Peroxinitrit«, ein instabiles hochtoxisches stick-

---

Eine Vitamin E-reiche Ernährung (Getreidekeimöle, Margarine, Eier): Senkt das Risiko für Infarkt und Herztod.

---

stoffhaltiges Radikal, das nur von »γ-Tocopherol« entgiftet werden kann (84). Die Langzeit-Einnahme von hochdosiertem »α-Tocopherol« verdrängt »γ-Tocopherol« aus Blut und Gewebe. Damit steigt die Belastung des Organismus mit »Peroxinitrit«. Anstatt durch die Einnahme von Vitamin E die antioxidative Kapazität zu erhöhen, hat die Langzeit-Einnahme von »α-Tocopherol«-Kapseln genau das Gegenteil zur Folge: Die oxidative Stressbelastung wird gefährlich gesteigert. »Peroxinitrit« greift die Zellmembran an und wirkt immens schädlich.

Die Langzeit-Einnahme von hochdosiertem »α-Tocopherol« ist ohne Zweifel gefährlich. Die nötigen Erkenntnisse zu dieser Thematik sind seit Anfang der neunziger Jahre in der wissenschaftlichen Literatur dokumentiert. Diese Zusammenhänge sollten auch den Verantwortlichen der »Heart Protection Study« bekannt gewesen sein. Dennoch wurde in dieser Untersuchung, mit 40.000 Versuchspersonen eine der größten Pharmastudien der Geschichte, hochdosiertes »α-Tocopherol« verwendet. Das Resultat dieser Studie war vorprogrammiert, Vitamin E erwies sich als schädlich, antioxidative Maßnahmen bei der koronaren Herzkrankheit somit offenkundig als sinnlos.

Die »Heart Protection Study« brachte somit das Kunststück fertig, der Cholesterinsenkung durch Statine ihre endgültige Weihe zu verleihen und Maßnahmen zur Reduktion des oxidativen Stress bei Herzpatienten auf den Müllhaufen der Geschichte zu schicken. Die alte Klammer: Cholesterin – Arteriosklerose – Herzinfarkt saß wieder perfekt und den Statinen öffnete sich ein grenzenloser Markt.

Die »Cholesterinlegende«

Die Legende vom schädlichen Cholesterin durchzieht die Geschichte der Medizin in den letzten fünfzig Jahren. Sie hat ihren Ausgangspunkt in der Tatsache, dass die »Atherome«, die Grützbeutel, deren Wachstum die Kranzgefäße zunehmend verengt, im Spätstadium reichlich Cholesterin enthalten. Ein Gefäßverschluss führt zum Infarkt, so die allgemeine Auffassung. Der arteriosklerotische Grützbeutel als das grundlegende Übel ist voller Cholesterin. Was liegt also näher als die Annahme, dass der Choleseteringehalt des Blutes direkt mit der Entstehung eines Herzinfarkts verknüpft ist. Der pure Augenschein macht das Cholesterin hochgradig verdächtig.

So begann man, den Cholesteringehalt des Blutes mit Diät und mit Medikamenten zu senken, in der Hoffnung, dadurch das Infarktrisiko verringern zu können. Richtig gute Erfolge wollten sich mit diesen Maßnahmen allerdings nicht einstellen. Im Gegenteil, Anfang der neunziger Jahre war überdeutlich geworden, dass man sich auf eine falsche Fährte begeben hatte. Zwischen der Cholesterinsenkung und der Krebssterblichkeit deutete sich ein enger Zusammenhang an. Niedrige Cholesterinwerte steigern die Infektanfälligkeit. Man erkannte, dass besonders ältere Menschen lebensnotwendig auf höhere Cholesterinspiegel angewiesen sind.

In dieser Zeit wurde die Forderung nach einem Aussetzen cholesterinsenkender Maßnahmen aufgestellt bis zur eindeutigen Klärung von Nutzen und Schaden dieser Praxis. Doch eine neue Generation von Cholesterinsenkern war entwickelt. Die »Statine« drängten auf den Markt und überrollten alle Zweifel. Diese Substanzen senkten den Cholesterinspiegel wesentlich energischer als alle Vorgänger. Endlich konnte auch ein statistisch gesicherter günstiger Einfluss auf das Herz-Kreislauf-Risiko nachgewiesen werden. Die Statine eroberten die Welt und die offizielle Wissenschaft war gefordert, dieser Entwicklung Flankenschutz zu geben.

Zunächst hoffte man natürlich, dass durch den Einsatz der Statine die »Atherome« schrumpfen würden. Es wurde jedoch bald deutlich, dass sich die Grützbeutel durch die Cholesterinsenkung in ihrer Größe praktisch nicht veränderten. Seitdem geht die offizielle Meinung dahin, dass der

Cholesteringehalt des Blutes zum Aufbrechen der Grütz-beutel beiträgt. In dieser Argumentation werden LDL und ox-LDL hoffnungslos vermengt. Da präzise Kenntnisse über den oxidativen Stress auch unter Ärzten eher spärlich gesät sind, erntete man nicht viel Widerspruch. Im kom-plizierten Verhältnis von LDL und oxidativem Stress wird von schulmedizinischer Seite einseitig der schädigende Einfluss des Cholesterins betont und nicht dessen Voraus-setzung, eine bereits bestehende oxidative Stressaktivität. Die antioxidative Wirkung wird von offizieller Seite mit keiner Silbe erwähnt. Schließlich ist der Rückgriff auf Tier-versuche, auf denen die schulmedizinische Argumentation ganz wesentlich beruht, unzulässig, weil sich die im Tier-experiment gefundene Arteriosklerose grundsätzlich von der menschlichen Arteriosklerose unterscheidet.

Sodann wurden die großen Studien konsequent ver-marktet. Stets wurden hochprozentige Senkungen des Infarktrisikos herausgestellt. Dabei bezog man sich aus-schließlich auf das »relative Risiko«. Die Berechnung der

Kritiker bekommen praktisch keine Chance zur Veröffentlichung.

»NNT«, der einzig sinnvollen Größe zur Abschätzung eines Medikamenteneffekts, muss der Interessierte schon selber aus den Originaldaten dieser Studien vornehmen. Davon wird in den Publikationen nicht gesprochen. Stattdessen wird der eher bescheidene Wert dieser Medikamente sys-tematisch aufgebläht. Die Reihen der Schulmedizin sind dabei fest geschlossen. Kritiker dieses Konzeptes bekom-men schon seit Jahren kaum eine Chance zur Publikation ihrer Ansichten.

Damit war die Legende vom schädlichen Cholesterin wieder fest etabliert. Auch die Tatsache, dass sich der Nutzen der Cholesterinsenker als weitgehend unabhängig von der Cholesterinsenkung erwies, änderte nichts. Dies wurde zur Kenntnis genommen, ohne dass von offizieller Seite irgendwelche Konsequenzen daraus gezogen wurden. Die Erkenntnis, dass die positive Wirkung der Statine mit einer besseren NO-Verfügbarkeit zusammenhängt, wird von schulmedizinischer Seite nicht weiter diskutiert.

Die Gefahren der Cholesterinsenkung waren schon vor der Ära der Statine bekannt. Aggressive Cholesterinsenkung sollte dieses Gefahrenpotenzial verstärken. Die jüngste Studie scheint dies zu bestätigen. In der »TNT«-Studie fanden sich durch hochgradige Cholesterinsenkung zwar weniger Todesfälle an Herz-Kreislauf-Erkrankungen, dafür aber umso mehr andere Todesfälle.

All dies konnte den Siegeszug der Statine nicht aufhalten. Der Umsatz für »Sortis« betrug in Deutschland im Jahr 2004 über 500 Millionen Euro. Mit mehr als 10 Milliarden Dollar Umsatz ist es das jährlich meistverkaufte Medikament weltweit. Dies, ohne dass ein lebensverlängernder Einfluss nachgewiesen wurde. Die universitäre Medizin hat hier prachtvolle Schützenhilfe geleistet. Sie hat dafür gesorgt, dass sich die Legende vom schädlichen Cholesterin in den Köpfen der Menschen festgesetzt hat. Der Augenschein hat gesiegt. Die Angst der Patienten ist groß, dass das Cholesterin ihre Adern verstopft. Auf dieser Angst spielt das große Geschäft.

Das »Wohlstandssyndrom«

Immer häufiger trifft man bei ein und derselben Person gleichzeitig auf Übergewicht bis zur Fettsucht, Diabetes, erhöhte Blutfettwerte, erhöhte Harnsäurewerte und Bluthochdruck. Dieses Zusammentreffen wird in der Medizin als »Wohlstandssyndrom« bezeichnet. Bei Infarktpatienten sind fast immer Facetten dieses Syndroms anzutreffen. Die folgenden Zeilen sollen lediglich ein paar für den Patienten interessante Streiflichter auf diese umfassende Thematik werfen.

Zunächst zum erhöhten Blutdruck, der »Hypertonie«: Es ist allgemein bekannt, dass erhöhte Blutdruckwerte gefährlich sind. Das Herz-Kreislauf-Risiko steigt mit ansteigenden Blutdruckwerten. Weniger bekannt ist, dass dieses Risiko bei gleichen Blutdruckwerten in unterschiedlichen Ländern völlig unterschiedlich ausfällt. Das Risiko, bei Blutdruckwerten über 160/95 an einem Herzinfarkt zu sterben, ist in den USA und Nordeuropa fast viermal(!) größer als in Japan oder den Mittelmeerländern (85). Daraus ist zu schließen, dass die negativen Auswirkungen erhöhter Blutdruckwerte wesentlich vom Zusammenwirken mit anderen Faktoren abhängen.

Kaum einem Patienten ist bekannt, dass das Risiko, einen Herzinfarkt zu erleiden, durch die Senkung der Blutdruckwerte nur minimal verringert wird. Dazu eine Zahl: In einer europaweiten Studie wurden knapp 5.000 Patienten, die über sechzig Jahre alt waren und deren oberer »systolischer« Blutdruckwert in Ruhe zwischen 160 und 220 mmHg lag, vier Jahre lang entweder mit einem oder auch bis zu drei blutdrucksenkenden Medikamenten behandelt oder einer

Scheinbehandlung unterzogen. Diese Studie hatte mit einer NNT von 172/4 Jahre zum Ergebnis, dass 172 Patienten über vier Jahre täglich moderne blutdrucksenkende Mittel einzunehmen hätten, um einen Herzinfarkt zu verhindern. Die Gesamtsterblichkeit wurde durch diese Behandlung nicht gesenkt (86).

Die Blutdruckbehandlung, die ja eine zentrale Säule der Infarktvorbeugung darstellt, hat nur einen ganz randständigen Effekt auf den Herzinfarkt. Um nicht missverstanden zu werden, es soll mit diesen Ausführungen keineswegs von einer Blutdruckbehandlung abgeraten werden. Erhöhte Blutdruckwerte fördern ohne Frage die Arteriosklerose, deshalb gehört die Hypertonie behandelt. Nur, diese wichtige Maßnahme gegen ein Fortschreiten der Arteriosklerose hat kaum Auswirkungen auf den Herzinfarkt.

Wie beim Herzinfarkt ist auch beim Bluthochdruck das Duo aus parasympathischer Schwäche und oxidativem Stress anzutreffen. Die Hauptform des Bluthochdrucks wird in der Medizin als »essentielle Hypertonie« bezeichnet. Das beeindruckende Wort »essentiell« besagt dabei nicht mehr und nicht weniger, als dass die Ursachen dieser Erkrankung bisher nicht bekannt sind. Solange das Zusammenwirken von parasympathischer Funktionsschwäche und oxidativem Stress als ein grundlegendes Phänomen der Zivilisationskrankheiten nicht zur Kenntnis genommen wird, wird sich daran auch in Zukunft wohl nicht viel ändern.

Bei Patienten mit »essentieller Hypertonie« ist charakteristischerweise die parasympathische Herz-Kreislaufaktivität reduziert (87,88). Ein abgeschwächter parasympathischer Kreislauftonus führt zur Anhebung des unteren, des »diastolischen« Blutdrucks als Charakteristikum dieser Erkrankung. Die Blutdruckwerte sind normalerweise tagsüber höher als nachts. Im fortgeschrittenen Stadium dieser Erkrankung geht die Nacht-Absenkung der Blutdruckwerte verloren. Die fehlende Nacht-Absenkung ist das Resultat einer weitgehend aufgehobenen Erholung der parasympathischen Steuerung zur Nachtzeit (87). Diese zentrale

Die medikamentöse Behandlung erhöhter Blutdruckwerte verhindert keinen Herztodesfall und kaum einen Herzinfarkt.

Funktionsschwäche des Parasympathikus liegt demnach nicht nur der Herzkrankheit, sondern ebenso dem »essentiellen« Bluthochdruck zugrunde.

NO führt zur Gefäßerweiterung. Mangel an NO durch oxidativen Stress steigert den Gefäßwiderstand und steigert den Blutdruck (89). Mangel an NO macht die Blutgefäße verletzungsanfällig, wie im Kapitel zum Herzinfarkt näher ausgeführt wurde. Beides zusammen, die Blutdruckanhebung bei gesteigerter Verletzungsanfälligkeit erhöht verständlicherweise das Herz-Kreislauf-Risiko.

Durch die Senkung des Blutdrucks für sich genommen wird weder die parasympathische Funktionsschwäche gebessert noch wird dem oxidativen Stress gegengesteuert. Gelegentlich wird, wie bei den »Beta-Blockern«, ungewollt die zentrale parasympathische Steuerung verbessert. Doch derartige Begleiteffekte der Blutdrucksenkung sind nicht die Regel. Die medikamentöse Blutdrucksenkung geht im Wesentlichen am Parasympathikus und am oxidativen Stress vorbei und verfehlt damit deren wichtigen Einfluss auf das Herz-Kreislauf-Geschehen. Das kann erklären, warum das tägliche Schlucken von Blutdrucktabletten die Infarkthäufigkeit nur ganz geringfügig beeinflusst.

Zum Diabetes, der Zuckerkrankheit: Auch hier gilt es, Illusionen abzubauen. Man unterscheidet zwei Hauptformen beim Diabetes. Typ I, früher »jugendlicher Diabetes« genannt, benötigt von Anbeginn Insulin. Typ II, der häufig übergewichtige »Altersdiabetiker«, braucht zunächst kein Insulin. 10% aller Diabetiker sind dem Typ I, 90% dem Typ II zuzurechnen. Ein Diabetes hat fatale Folgen für das Herz. Er schädigt die sympathischen und die parasympathischen Nervenfasern im Herzmuskel. Durch den Defekt auf parasympathischer Seite steigt die Infarktanfälligkeit. Durch den Ausfall sympathischer Fasern leidet die Schmerzleitung. Dem Diabetiker gehen die Schmerz- und

---

**Nach den beiden großen Langzeitstudien:
Die medikamentöse Einstellung des Blutzuckers
bietet keinen Schutz vor
Herzinfarkt, Schlaganfall, Erblindung, Amputation
und rettet kein Leben.**

---

damit die Warnsignale des Organismus verloren. Diabetiker erleiden häufig sogenannte »stumme«, schmerzlose Herzinfarkte.

Mit der Frage, ob es durch eine konsequente Blutzuckereinstellung gelingt, die hohe Sterblichkeit und die verschiedensten Krankheitsfolgen des »Typ II-Diabetes« zu senken, haben sich bislang nur zwei Langzeitstudien beschäftigt. Die »UDGP-Studie« von 1982 aus den USA erstreckte sich über 12 Jahre (90). Die »UKPDS« von 1998 aus Großbritannien lief über 10 Jahre (91). In beiden Studien konnte durch eine intensive Blutzuckereinstellung die Sterblichkeit der Diabetiker nicht reduziert werden. Ebenso konnte in beiden Studien die Häufigkeit weder von Herzinfarkten noch von Schlaganfällen, noch von Erblindungen, Amputationen oder erforderlichen Dialysen statistisch gesenkt werden. Andererseits steigert die Senkung des Blutzuckers in normale Bereiche bei älteren Personen das Risiko schwerer Unterzuckerungen.

Auch beim Diabetes Typ II finden sich abgeschwächte parasympathische Kreislaufimpulse und ein Mangel an NO durch oxidative Stressbelastung. Diese beiden Faktoren allein erklären allerdings die komplexen Vorgänge bei dieser Erkrankung nicht ausreichend. Dennoch sind Maßnahmen wie energische Gewichtsreduktion, Diät und vor allem auch körperliches Training, die zusammen sowohl dem Parasympathikus als auch der NO-Verfügbarkeit zugute kommen, von entscheidender Bedeutung in der Diabetesbehandlung. Die medikamentöse Blutzuckereinstellung geht offensichtlich am Kern der Sache vorbei und sollte womöglich auf die Verhinderung stark erhöhter Werte, erkenntlich am Harnteststreifen, beschränkt werden.

Im »Wohlstands-Syndrom« greift eins ins andere. Muskelarbeit stimuliert die NO-Bildung in der Muskulatur (92). Wer viel herumsitzt, handelt sich einen NO-Mangel ein. Im Muskel arbeiten NO und Insulin funktionell zusammen, um den Energieträger, den Blutzucker in die Muskelzelle einzuschleusen und dort zu speichern (93). Mangel an NO macht die Muskulatur resistent gegen die Insulinwirkung, ein Phänomen, das bei Herzkranken, beim Bluthochdruck, beim Diabetes und der Fettsucht regelmäßig angetroffen wird (94,95). Als Reaktion steigert der Organismus die

Insulinproduktion. Dadurch steigt der Cholesterinspiegel und auch das Hungergefühl. Übergewicht schwächt die Resistenz gegen freie Radikale, der daraus resultierende oxidative Stress verbraucht die letzten Reste an NO. Also was tun? Durchatmen, sich ordentlich ernähren, worauf im nächsten Kapitel ausführlich eingegangen wird, Gewicht abnehmen und sich endlich aus seinem Sessel erheben und regelmäßiger körperlicher Aktivität nachgehen.

Das Zusammenwirken von parasympathischer Schwäche und NO-Mangel erscheint als ein Schlüsselphänomen der heutigen Zivilisationskrankheiten. Das Gespann aus Parasympathikus und NO steht für Entspannung und Ruhe, für die Regeneration der Energiereserven und hat einen engen Bezug zu Gefühl und Bindung. In der traditionellen chinesischen Medizin spricht man bei einem Defekt dieses Lebenspols von einer »Yin-Schwäche«. Yin steht für weiblich, weich, nährend, bewahrend und vieles andere mehr. Die Indianer Nordamerikas beklagen, dass die Stimme von »Mother Earth« in unseren Tagen immer leiser und schwächer wird. In diesen Metaphern wird der Kern der modernen Zivilisationskrankheiten womöglich besser erfasst als durch ihren alleinigen Bezug zum materiellen Wohlstand.

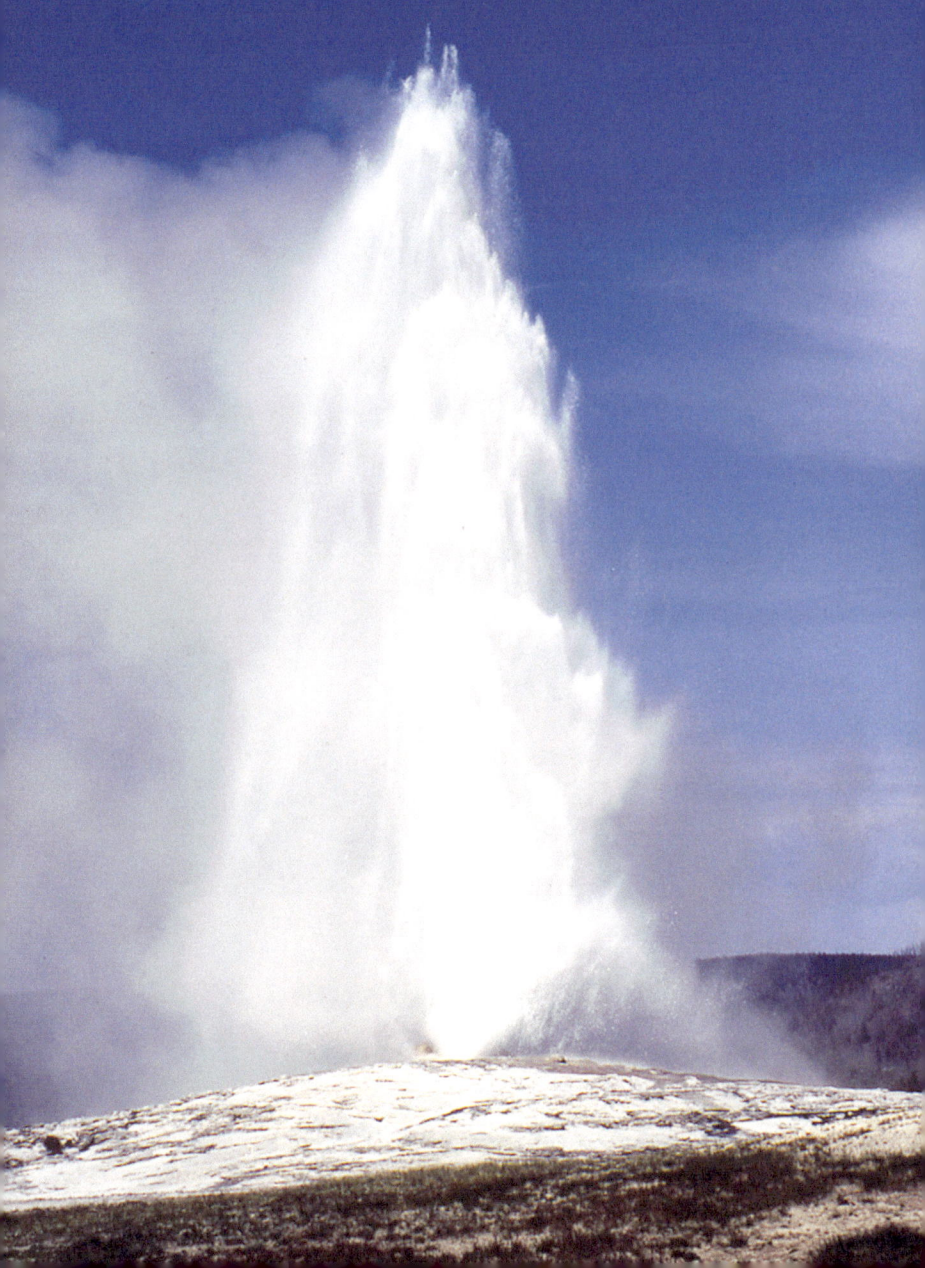

Neue Horizonte
Neue Impulse

Neue Horizonte – Neue Impulse

10 Ratschläge,

den Herzinfarkt erfolgreich zu vermeiden oder besser zu überleben

Etwas muss passieren! Die High-Tech-Maßnahmen wie Bypass oder Ballon zur Behandlung kritischer Kranzgefäßverengungen führen nicht wirklich weiter und sind zudem sehr riskant. Immer mehr ältere Menschen werden heutzutage bypassoperiert. Allerdings verlassen vier bis acht Prozent dieser Patienten das Krankenhaus nicht mehr lebend (96). Die zahlreichen Hochdruck-Tabletten haben nur einen sehr eingeschränkten Einfluss auf das Infarktrisiko, Zuckertabletten gar keinen und der Wert der Statine zur Cholesterinsenkung ist ausführlich beleuchtet worden. Es gibt zweifellos Medikamente wie die »Beta-Blocker« oder das »ASS«, durch die das Herz, zumindest in bestimmten Phasen, einen Schutz erfährt. Dennoch ist es dringlich, sich energisch nach sinnvollen Alternativen umzusehen.

Im Folgenden wird ein breit gefächertes Spektrum an Maßnahmen vorgestellt. Es geht dabei zunächst um Bekanntes, um Fragen der Lebensführung, das Rauchen, körperliches Training, Stress-Management und Entspannung. Obwohl die Themen bekannt sind, eröffnen sich bereits in diesen Abschnitten völlig neue Perspektiven. Die daran anschließenden Ausführungen zu den psychischen Seiten, den alten Heilkünsten, zur Entgiftung und Ernährung und schließlich zum umweltpolitischen Engagement bieten

dem Infarktpatienten viele neue Möglichkeiten zur Vorbeugung und Behandlung. Es handelt sich durchweg um
schonende Dinge. Sie verlangen vom Patienten eine gute
Portion an Eigeninitiative, auch Ausdauer und Mühe, die
allerdings belohnt werden, indem all dies erheblich zur
Bereicherung des Lebens beitragen kann. Diese Maßnahmen
stärken die geschwächten parasympathischen Impulse des
Herzkranken und verbessern seinen Oxidationsschutz. Sie
sind nachgewiesenermaßen – und dabei wird mit harten
Zahlen nicht gespart – wesentlich erfolgreicher als die
High-Tech-Medizin.

Um die Wirksamkeit der angeführten Maßnahmen kor-
rekt abzuschätzen, wird immer wieder der Bezug zur »NNT«
gesucht, die im Abschnitt zu den Cholesterinsenkern erläu-
tert wurde (s.S.93). Die »NNT«, die »Number Needed to Treat«
bezieht sich auf die Anzahl an Patienten, die sich einer
bestimmten Therapiemaßnahme zu unterziehen haben,
um ein Leben pro Jahr zu retten. Je geringer diese Zahl,
desto wirksamer die Behandlung. Im letzten Abschnitt sind
schließlich die neuen und die bisherigen schulmedizinischen Maßnahmen in einer Rangliste nach ihrer Wirksamkeit zusammengefasst (s.S.161).

1. Schlaf als Therapie

Die Einhaltung eines natürlichen Lebensrhythmus kann keinem Menschen in unserer Zeit zur Genüge gepredigt werden. Der zentrale parasympathische Steuerungspol erfährt
von Natur aus in der Tiefschlafphase vor und nach Mitternacht seine wesentliche Regeneration. Wer dem Schlaf in
dieser Zeit nur wenig Chancen gibt, läuft Gefahr, eine
chronische parasympathische Schwäche zu entwickeln. In

diesem Sinn ist ein Syndrom vitaler Erschöpfung mit Schlafstörungen als Risikofaktor des Herzinfarkts bekannt.

Spätes Fernsehen ist Gift. Der Herzkranke sollte es sich zur Gewohnheit machen, ungewohnt früh zu Bett zu gehen. Schlaf ist wirkungsvolle Prophylaxe für jedermann. Schlaf ist beste Therapie für den Herzpatienten.

2. Rauchen: Verzicht auf giftigen Genuss

Rauchen kann tödlich sein, steht auf fast jeder Zigaretten-schachtel. Die Auswirkungen des Rauchens auf Herz-Kreislauf- und Krebserkrankungen sind nicht unbekannt. Rauchen steigert die oxidative Stressbelastung eines Organismus erheblich. Starkes Rauchen ist auch Gift für den Parasympathikus. Es lähmt die zentralen parasympa-thischen Regulationen.

Zur Beurteilung der verschiedenen Behandlungsmaßnahmen wird in diesem Kapitel immer wieder auf sogenannte »Meta-Analysen« zurückgegriffen, die im letzten Jahrzehnt

Ohne Pardon: Rauchen kann tödlich sein.

wie Pilze aus dem Boden schossen. In einer »Meta-Analyse« werden die wichtigsten Studien zu einem bestimmten Thema zusammengefasst und aufgerechnet. Man versucht damit, über den Rahmen einer Einzelstudie hinaus zu verbindlichen Aussagen zu einem bestimmten Thema zu kommen.

In einer umfangreichen »Meta-Analyse« zum Thema Rauchen bei Infarktpatienten ergab sich eine »NNT/Jahr«

von 65 (97). Wenn 65 Herzkranke nach einem Infarkt das Rauchen aufgeben, wird ein Leben pro Jahr gerettet. Daneben erfreuen sich natürlich auch die Organe und Gewebe, wenn sie nicht ständig vergiftet werden.

Starkes Rauchen ist bekanntlich eine Sucht. Es besteht eine körperliche und psychische Abhängigkeit. Deshalb muss, wer mit dem Rauchen aufhören will, zunächst energische Kopfarbeit leisten. Allen Carrs »Endlich Nichtraucher« (98) kann dabei wertvolle Dienste leisten. Wer schließlich genau weiß, was er will, sollte sich seine letzte Zigarette anstecken. »Überlegen Sie einmal, wie froh der Graf von Monte Christo gewesen sein muss, als er endlich aus dem Gefängnis entkam. Denken Sie beim Ausdrücken dieser Zigarette nicht: Ich darf nie wieder rauchen, sondern: Ist es nicht wunderbar - nun muss ich nie mehr rauchen!« (98). Sich von der Zigarette zu befreien, gelingt nur, wenn man von heute auf morgen ganz aufhört. Nikotinkaugummis und Nikotinpflaster sind Selbstbetrug. Den körperlichen Entzug kann man mit Akupunktur sehr gut abfedern. Akupunktur hat sich in der Suchtbehandlung ganz allgemein und speziell beim Kokain- und Nikotinentzug bewährt.

3. Den Körper optimal fordern: Von Sport bis Hausarbeit

Regelmäßige körperliche Aktivität bietet einen Schutz vor dem Herzinfarkt. Es ist seit vielen Jahren bekannt, dass regelmäßige körperliche Aktivität von mittlerer Intensität, wie zum Beispiel zügiges Spazierengehen, Walking, langsamer Dauerlauf, Fahrrad fahren, aber auch leichte Gartenarbeit und Hausarbeit, dem Auftreten eines Herzinfarkts vorbeugt (99,100).

Das gleiche ist für Patienten nach einem Herzinfarkt belegt. Auch hier kann mit Hilfe einer »Meta-Analyse« eine Zahl geboten werden. Regelmäßige körperliche Aktivität nach einem Infarkt reduziert die Sterblichkeit mit einer »NNT« von 136/Jahr (101). Wenn 136 Infarktpatienten sich nach einem Infarkt regelmäßig körperlich betätigen, wird pro Jahr ein Leben gerettet. Das ist wesentlich mehr als bei den »Cholesterinsenkern« und zudem unvergleichlich billiger.

Regelmäßiges Ausdauertraining stärkt den Parasympathikus. Dies ist gut zu erkennen am Ruhepuls. Je niedriger der Ruhepuls, desto kräftiger der Parasympathikus. Normalerweise liegt die Pulsfrequenz in Ruhe zwischen 60 und 80 Schlägen pro Minute. Durch regelmäßiges Ausdauertraining nähert sie sich der Untergrenze und unterschreitet diese. Ein Hochleistungssportler wie Jan Ullrich hat einen Ruhepuls von 36. Das ist natürlich extrem. Der parasympathische Einfluss verbessert die Kreislaufökonomie und steigert damit das Leistungsvermögen. Gestärkte parasympathische Regulationen schützen vorm Infarkt.

Körperliche Aktivität steigert den Blutfluss und die Muskelarbeit. Dadurch wird die Bildung von NO in den Blutgefäßen und der Muskulatur stimuliert. Eine gesteigerte Verfügbarkeit von NO schützt das Herz und die Gefäße und beugt Bluthochdruck und Diabetes vor.

Körperliche Aktivität tut gut. Gelegentlich muss man seinen inneren Schweinehund überwinden, um sich aufzuraffen und wird doch jedes Mal mit einem guten Körpergefühl anschließend belohnt. Wichtiger als die Intensität der Belastung ist ihre Regelmäßigkeit, will man positive Effekte erzielen. Infarktpatienten sollten dringlich ihre Finger von allen Wettkampfsportarten wie beispielsweise Tennis lassen. Denn im Wettkampf neigt mancher Infarktpatient dazu, seine Grenzen deutlich zu überschreiten.

4. Mit emotionaler Unterstützung: Tausenden Infarktpatienten kann das Leben gerettet werden

Herzkranke haben häufig das Talent, ihr Leben mit zuviel Stress und Belastung voll zu packen. Im »Typ A-Verhalten«, das eine ganze Zeit lang als charakteristisch für Infarktpatienten galt, spielen Stress- und Leistungsaspekte wie »arbeitssüchtig, rastlos, ehrgeizig, aggressiv« eine entscheidende Rolle. Deshalb wurden in den zurückliegenden Jahrzehnten erhebliche Bemühungen unternommen, dem Infarkt durch »Stress-Management« beizukommen.

Man bediente sich dabei verschiedenster Behandlungsformen: Allgemeine Psychotherapie, Verhaltenstherapie als Einzel- oder Gruppentherapie auch unter Einschluss des Ehepartners, eine Serie von Informationsabenden zur Gesundheitserziehung, individuelle psychologische Unterstützung bei Bedarf, unterschiedliche Entspannungsverfahren, Atemtechniken, Biofeedback und anderes mehr. Die Ergebnisse können sich sehen lassen. Durchweg konnten Angst und Depression gemildert werden, häufig auch die Infarkthäufigkeit und Sterblichkeit gesenkt werden.

In einer umfassenden »Meta-Analyse« zu dieser Thematik wurde betont, dass sich die zahlreichen psychosozialen Interventionen bei Herzpatienten hinsichtlich der Art des Verfahrens und ihrer Dauer erheblich unterschieden. Dennoch waren die Ergebnisse fast einheitlich positiv. Daraus ist zu schließen, dass der Erfolg dieser Maßnahmen zu einem wesentlichen Teil nicht auf der speziellen Therapieform, sondern auf unspezifischen Faktoren beruht: Auf der emotionalen Unterstützung, die mit diesen Verfahren gegeben ist, darauf, dass die Patienten durch die Therapie wieder Mut und Hoffnung fassen und ihre Selbstkontrolle verbessern (102).

Dazu zwei unterschiedliche Beispiele: In einer sehr ehrgeizigen Studie aus dem Raum San Francisco wurden Infarktpatienten ausgiebig im »Stress-Management« trainiert. Dazu hatten sie knapp fünfzig mehrstündige lern- und verhaltenstherapeutische Gruppensitzungen innerhalb von drei Jahren zu absolvieren (103). Die Infarkthäufigkeit wurde durch dieses Training spürbar gesenkt, die Lebenserwartung allerdings nicht beeinflusst. Womöglich bedeutete dieses Anti-Stresstraining, das von den Vätern des Typ A-Verhaltens organisiert worden war, dann doch selber wieder sehr viel Stress für die Teilnehmer. Die unspezifischen emotionalen Seiten, die mit einer solchen Gruppenarbeit zweifellos verbunden sind, gerieten dabei offenbar in den Hintergrund.

Die spannendste Studie zu dieser Thematik wurde in den achtziger Jahren im Raum Quebec in Kanada durchgeführt (104). Diese Studie umfasste etwa 450 männliche Infarktpatienten. Nach Verlegung von der Intensivstation auf die normale Station wurden diese Patienten mit einem kurzen psychologischen Fragebogen vertraut gemacht. Anschließend stellte sich ihnen eine Krankenschwester vor, die ihnen mitteilte, dass sie ihnen bei auftretenden Stressproblemen im kommenden Jahr behilflich sein würde.

Der Fragebogen gab Auskunft über die allgemeine seelische Verfassung des Patienten. Das Überschreiten einer gewissen Punktzahl deutete auf Stress und Unruhe hin. Dieser Fragebogen wurde mit den Patienten ein zweites Mal eine Woche nach der Entlassung und danach ein Jahr lang einmal pro Monat von einer dafür engagierten Hilfskraft telefonisch durchgegangen. Überschritt der »Score« besagte Punktzahl, wurde die für diesen Patienten eingeteilte Krankenschwester informiert, die dann einen Termin für einen Hausbesuch abmachte.

Die vier Krankenschwestern, die in dieser Studie tätig waren, waren gestandene Frauen und hatten in ihrer Berufserfahrung auch mit Herzpatienten zu tun gehabt. Sie erhielten für dieses Projekt keine besondere Ausbildung, insbesondere kein psychologisches Training. Ihr Auftrag bestand darin, sich zu bemühen, den Stresspegel ihrer Patienten mit den Mitteln, die sie für richtig hielten, zu senken.

Die Krankenschwestern besuchten ihre Patienten entweder, wenn sie aufgrund des monatlichen Testergebnisses dazu aufgefordert wurden oder wenn ein Patient wieder ins Krankhaus eingeliefert worden war. Dann machte die Schwester sofort einen Krankenhausbesuch und vereinbarte weitere Termine zu Hause. Mit dieser Maßnahme wurde den gefährdetsten Patienten eine starke emotionale Unterstützung angeboten.

Beim ersten Hausbesuch bestand die Aufgabe der Krankenschwester darin, mit dem Patienten mögliche Stressquellen in seinem Leben aufzudecken. Es ging dabei um seinen Lebensstil, sein Arbeitsmilieu, seine familiäre Situation, seine körperliche Verfassung und sein Krankheitsverständnis. Die Schwestern verbrachten die meiste Zeit bei ihren Besuchen damit, die Patienten über die verschiedenen Aspekte der Herzkrankheit zu informieren und ihnen auf ihre Fragen zu antworten. Im Bedarfsfall organisierten sie einen baldigen Termin beim Hausarzt. Im Durchschnitt wurde jeder Patient im Verlauf eines Jahres fünfmal besucht und es wurden sechs bis sieben kürzere Telefongespräche geführt.

Die Krankenschwestern gaben an, dass sie den Patienten nach ihrem Eindruck neben der Belehrung auch durch Bestätigung, Unterstützung und Beruhigung geholfen haben. Die Patienten aufzufordern, über ihre Probleme zu reden und ihren Gefühlen freien Lauf zu lassen, war nicht ihre Sache. Mit psychotherapeutischer Behandlung hatte ihre Tätigkeit nichts zu tun.

Die Patienten berichteten abschließend über zwei positive Aspekte. Zum einen waren sie angetan von einem Gesundheitssystem, das sich regelmäßig um ihr Befinden kümmerte. Das Wichtigste war ihnen der leicht zugängliche Kontakt zu einer im Gesundheitswesen erfahrenen

Krankenschwestern, die mit Menschen umzugehen wussten, wirkten segensreich.

Person, die ihnen sehr viel Aufmerksamkeit bot und ihren Fragen antwortete. Obwohl diese Aufmerksamkeit relativ »unsophisticated« war, wie die Studienleiter schreiben, also relativ unprofessionell, schien sie den speziellen Bedürfnissen der Infarktpatienten sehr gut zu entsprechen.

Die Ergebnisse dieser Studie waren sensationell. In der Kontrollgruppe starben in diesem ersten kritischen Jahr nach einem Herzinfarkt 9,8 Prozent, in der Behandlungsgruppe 5,2 Prozent. Daraus errechnet sich eine NNT/Jahr von 22(!). Wenn 22 Patienten ein Jahr lang derart betreut werden, ist nach dieser Studie damit zu rechnen, dass ein Todesfall verhindert wird. Bei etwa 260.000 Herzinfarkten pro Jahr in Deutschland würde eine Reduktion der Herztodesfälle um mehr als 4 Prozent mehr als 10.000 Patienten das Leben retten. Diese Studie eröffnet eine ungeahnte Dimension effektiver Hilfe für Infarktpatienten.

Der Behandlungseffekt zeigt sich sehr schön an der Grafik in **Abbildung 9**. In den ersten drei bis vier Monaten unterschieden sich die beiden Kurven nicht. Auf Todesfälle innerhalb dieser ersten Zeit nach der Krankenhausent-

Kumulative Sterberate

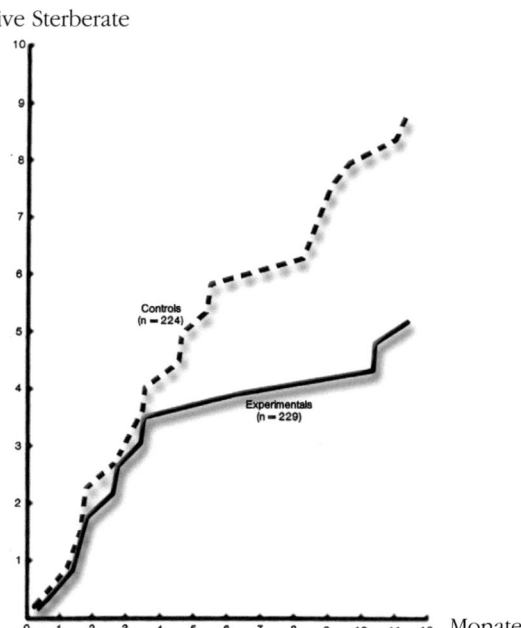

Abbildung 9

Verringerung der Sterblichkeit durch individuelle bedarfsgerechte emotionale Unterstützung (»Experimentals« = mit Betreuung, »Controls« = ohne Betreuung) (Frasure-Smith u. Prince, 1985 [104]).

lassung hatte diese Behandlung keinen Einfluss. Doch anschließend öffnet sich die Schere gewaltig und das Wirken der Krankenschwestern entfaltet einen starken, lebensrettenden Einfluss.

Diese erfolgreiche Behandlung beruhte auf einer individuellen bedarfsgerechten Hilfestellung. Wer wenig Bedarf hatte, wurde nicht belästigt, wer viel Bedarf hatte, erhielt viel Hilfe. Die Schwestern boten Information, auch Kontrolle, sie boten Aufmerksamkeit, antworteten auf alle Fragen, so gut sie konnten, boten emotionale Unterstützung, besonders dann, wenn es brannte. Sie wirkten beruhigend und machten Mut und Hoffnung. All dies ohne jeden psychologischen Gestus. Die »Fachfrau«, die mit Menschen umzugehen verstand, wirkte segensreich.

Gut zehn Jahre später unternahm das gleiche Forscherteam aus Quebec einen zweiten Anlauf mit dem gleichen Behandlungsansatz (105). Diesmal war alles etwas größer und professioneller. Die Studie umfasste knapp 1.400 Infarktpatienten, diesmal zu einem Drittel auch Frauen. Fragebogen, Telefonanrufe, Besuche wiederum durch Krankenschwestern waren identisch.

Der kleine Unterschied zur ersten Studie bestand darin, dass die Schwestern diesmal fachlich wesentlich qualifizierter waren, vor allem aber, dass sie sich im Rahmen dieser Studie schwerpunktmäßig mit den psychosozialen Problemen der Patienten beschäftigten. In wöchentlichen Sitzungen mit einem Psychiater wurden immer wieder Lösungswege für die angeschlagene Psyche der Patienten gesucht.

Die Ergebnisse dieser Studie enttäuschten auf der ganzen Linie. Diesmal konnte kein Leben gerettet werden. Im Gegenteil, bei den Frauen verstarben mehr Patientinnen in der Behandlungs- als in der Kontrollgruppe. Frauen verstarben auffallend häufig an tödlichen Herzrhythmusstörungen.

Man möchte annehmen, dass die kleinen Unterschiede im Studienansatz den großen Unterschied im Resultat verursacht haben. Herzpatienten können es »auf den Tod« nicht leiden, wenn man ihrer Psyche »auf die Pelle rückt«. Das ist meine persönliche hausärztliche Erfahrung. Es ist anzunehmen, dass sich die Infarktpatienten durch die psychosozialen Interventionen bedrängt gefühlt haben.

Zuwendung, nicht psychologische Belagerung erfreut das Herz.

Der Rahmen, die universitäre Studie, machte es ihnen schwer bis unmöglich, sich dieser Bedrängnis zu entziehen. Dadurch wurde die segensreiche emotionale Unterstützung, die dieser Behandlung eigen ist, untergraben.

In Untersuchungen an Kindern ist eindrucksvoll gezeigt worden, dass eine den kindlichen Bedürfnissen entsprechende emotionale Unterstützung durch die Eltern von entscheidender Bedeutung für die kindliche Entwicklung ist und speziell auch zur Stärkung der parasympathischen Herzregulationen beiträgt. Für Herzpatienten ist gerade im ersten Jahr nach einem Infarkt der Bedarf groß, seinen lädierten Parasympathikus wieder zu beleben. Die erste Studie aus Kanada hat dabei Großartiges geleistet.

Eine derartige bedarfsgerechte individuelle Versorgung der Infarktpatienten im ersten Jahr nach einem Infarkt sollte auch in Deutschland möglich sein. Es gibt bei uns sicher genug »gestandene« Krankenschwestern, die einer solchen Aufgabe gerecht werden. Zu denken ist natürlich auch an das große Reservoir an Frauen, die ein oder zwei Kinder groß gezogen haben und die sich eine solche Aufgabe zutrauen. Die Fähigkeit, natürlich mit Menschen umzugehen, wäre gefragt, aber auch Kenntnis und Erfahrung im medizinischen Alltag, damit der Patient sie als fachlich kompetent akzeptieren kann. Die fachlichen Dinge können erlernt werden.

5. Das Zusammenspiel von Körper und Seele: Erkennen, an sich arbeiten und genießen

Dunbar stellte bereits in den dreißiger Jahren fest, dass dem Infarkt bei jüngeren Patienten häufig eine Erschütterung des Selbstbildes vorausgeht. Zur Reaktion auf den Infarkt beschreibt die New Yorker Psychiaterin zwei Wege, die für Infarktpatienten charakteristisch sind. Zum einen ist es die komplette Verleugnung des Ereignisses. Der Patient bemüht sich intensiv, so zu tun, als sei nichts gewesen. Oder er fällt vorübergehend in eine tiefe Depression (26).

Die heute gängige Behandlung des akuten Herzinfarkts mit einem Herzkatheter kommt der ersten Variante hochgelegen. Die Anzahl der gelegten Stents lenkt wunderbar von möglichen Krisen des Selbstbilds und dem drohenden »Ego-Infarkt« ab. Die herrschende Fixierung auf den Gefäßprozess übersieht die psychischen Seiten dieser Erkrankung vollständig. Damit behindert die moderne medizinische Praxis jede Hilfe für die wunde Seele. In ihrer verbreiteten Ignoranz gegenüber der psychischen Dimension der Herzkrankheit trägt diese Praxis durchaus inhumane Züge.

In der anschließenden ärztlichen Behandlung wird den bekannten Risikofaktoren Rechnung getragen und man ist bemüht, den Patienten möglichst schmerzfrei zu bekommen. Schmerzfreiheit gilt als Kriterium von Lebensqualität. Das ist bei starken Schmerzen völlig richtig. Doch die Unterdrückung von Symptomen ist stets ein zweischneidiges Schwert. Herzschmerzen können ein guter Wegweiser sein. Sie können hartnäckig Fragen stellen: Warum gerade ich, warum gerade jetzt? Sie können den Blick auf die eigene Lebensgeschichte lenken und dazu motivieren, an sich zu arbeiten, um das womöglich gestörte innere Gleichgewicht wiederzufinden.

Um dem Patienten auf diesem Weg zu helfen, ist eine Arzt-Patienten-Beziehung erforderlich, in der sich der Patient in seinen persönlichen Nöten aufgehoben fühlt. In einer solchen Beziehung kann es gelingen, dass ein Patient sich innerlich öffnet und auch von seiner Bedrücktheit, seiner Verzweiflung und seinen Ängsten spricht. So etwas kann enorm entlasten und hilft im Übrigen auch dem Parasympathikus und damit dem Herzen.

Man sollte Herzpatienten spätestens in der Reha darauf hinweisen, dass zur Herzkrankheit auch seelische Faktoren beitragen können. Der Begriff »psychosomatisch« gehört erklärt, denn die überwiegende Mehrzahl der Menschen in unserem Land verbindet mit »Psycho« immer noch die Vorstellung, nicht ganz richtig im Kopf zu sein. Das behindert ganz erheblich die Einsicht in die Tatsache, dass körperliche und seelische Abläufe untrennbar miteinander verbunden sind. Die herrschende Praxis, die die körperliche Seite den Kardiologen und die psychische den Psychologen zuweist, arbeitet dieser Einsicht ständig zuwider.

Wenn ein Infarktpatient von sich aus den Wunsch hat, die lebensgeschichtlichen Wurzeln seiner Krankheit aufzuspüren, braucht er einen in psychosomatischen Zusammenhängen bewanderten Arzt, der ihm zuhört und der sehr viel Zeit für ihn hat. Er braucht dann die Gelegenheit, seine Lebensgeschichte zu erzählen, und zwar nicht nur einmal und nicht immer chronologisch. In der vertrauten

Lebensfreude, Musik, Tanz und ein Glas Wein waren schon immer Garanten einer guten Gesundheit.

Atmosphäre mit seinem Arzt kann es gelingen, dass sich der Patient allmählich dem Faden, der sein Leben durchzieht und der inneren Logik, die zum Infarkt geführt hat, annähert. In einem solchen Prozess wird in der Regel viel Trauer gelöst. Doch gerade das bereitet den Boden für die Verarbeitung der Krankheit. Am Ende eines solchen Weges winkt innere Befreiung und womöglich Heilung.

Ein Hilfssystem zur emotionalen Stützung der Infarktpatienten im ersten Jahr nach dem Infarkt, wie es im Abschnitt zum »Stress-Management« skizziert wurde, sollte viel Gutes tun. In Fragen der emotionalen Unterstützung kommt natürlich den nahen Familienangehörigen eine zentrale Rolle zu. Es ist gezeigt worden, dass ein Herzinfarkt in der Tendenz umso schwerer verläuft, je weniger einfühlsam zwei Ehepartner miteinander umgehen und je schlechter ihre Kommunikation miteinander ist (106).

Liebe ist seit alters her der stärkste Heilfaktor der Menschheit. In unseren Tagen ist mit Maß und Zahl erfasst, inwieweit die liebevolle Berührung eines Säuglings durch seine Mutter oder auch das aufsteigende Gefühl der Liebe die parasympathische Herzaktivität stimuliert. In einer israelischen Studie wurde gezeigt, dass Männer durch die Tatsache, dass sie sich von ihren Frauen geliebt fühlten, vor Angina pectoris-Anfällen geschützt waren (107).

Die »Öffnung des Herzens« sollte zum Lebensthema des Infarktpatienten werden. Sex und Erotik bringen den Parasympathikus zum Tanzen, auch das ist wissenschaftlich belegt. Emotionale Öffnung in der Partnerschaft, den Kindern und Freunden gegenüber wird im Allgemeinen gelohnt und stärkt die eigene Stabilität. Lebensfreude, Musik, Tanz und ein Glas Wein waren schon immer Garanten einer guten Gesundheit. Infarktpatienten sollten sich dabei nicht ausschließen.

6. 3000 Jahre asiatischer Heilkunst: Eine wunderbare Chance für Ihr Herz

Naturwissenschaftliches Denken ist die Basis für die hochtechnologische Entwicklung der modernen Medizin. Dem naturwissenschaftlichen Ansatz entgehen zwei wichtige Dinge. Zum einen ist die Schulmedizin noch heute weitgehend blind für die seelischen Seiten der menschlichen Natur. Von den seelischen Aspekten der Herzkrankheit wird allenfalls die Oberfläche in Form von »Stress« wahrgenommen. Alles, was sich dahinter verbirgt, wird aus dem medizinischen Alltag weitgehend ausgegrenzt. Die scharfe Trennung zwischen Organmedizin auf der einen Seite und einer rein psychologischen Orientierung auf der anderen Seite ist dem Patienten wenig dienlich. Die Psychologen trauen sich nicht so richtig beim Herzpatienten, und den Kardiologen entgehen ganz wesentliche Aspekte dieser Krankheit.

Der zweite Punkt betrifft den Unterschied zwischen einem mechanischen Gerät und dem Leben. Die naturwissenschaftliche Medizin macht täglich Fortschritte in der Entschlüsselung der hochkomplexen organischen Abläufe im menschlichen Organismus. Der Atem des Lebens, der einen Menschen vom Roboter unterscheidet, bleibt diesem medizinischen Ansatz jedoch ein Buch mit sieben Siegeln. Der Atem des Lebens steht hingegen im Zentrum der alten, vor allem der asiatischen Heilsysteme: Das »Qi«, sprich »Tschi«, wie die Chinesen sagen oder das »Prana« der Inder. Auch in den Anfängen der europäischen Medizin, bei Hippokrates, spielte mit dem »Pneuma« ebenfalls der Lebensatem eine zentrale Rolle.

Die chinesische und die indische Medizin sind mehr als dreitausend Jahre alt und entfalten immer noch tagtäglich ihre Heilkraft in diesen Ländern. Also sollte der mündige selbstbewusste Patient die Augen aufmachen, um zu sehen, was ihm von dieser Seite geboten werden kann, auch wenn die Schulmedizin davon so gar nichts hält.

Akupunktur:
Gelassenheit durch feine Nadelstiche
Qi-Gong:
Zentrierung und inneres Gleichgewicht

Fragt man einen Chinesen, »Was ist das Qi?«, antwortet er mit einer Gegenfrage, »Was ist das Leben?«. Die Lebenskraft, der Fluss der inneren Energie erschließt sich dem Körpergefühl. Nach den alten asiatischen Vorstellungen durchströmt die Lebensenergie in bestimmten Bahnen oder Kanälen den gesamten Organismus und sammelt sich in Zentren. Beim »Qi-Gong«, der »Arbeit am Qi«, den vielfältigen chinesischen Bewegungs-, Atem- und Meditationsübungen ist der Fluss des Qi in kurzer Zeit als ein warmes Fließen im Körper spürbar. Beim Einstich einer Akupunkturnadel ist häufig die Ausbreitung des Qi-Flusses auf dem zugehörigen »Meridian« deutlich wahrnehmbar.

Der Qi-Fluss steht im Mittelpunkt der traditionellen chinesischen Medizin. Das Wechselspiel von »Yin« und« Yang« ist die Basis für den Fluss des Qi. Störungen im Energiefluss, Blockaden, die den Fluss aufstauen oder zu Rinnsalen ausdörren, spielen nach dieser Auffassung eine entscheidende Rolle in der Entstehung von Krankheit. Dementsprechend

**Eine Serie von Akupunkturbehandlungen
ist gut geeignet,
einen Infarktpatienten zu stabilisieren.**

gilt die ärztliche Bemühung in erster Linie der Regulierung des Qi-Flusses. Mit Hilfe der Pulsdiagnostik können diese Störungen im inneren Gleichgewicht frühzeitig erkannt und dementsprechend frühzeitig behandelt werden, lange bevor sich organische Defekte aus ihnen entwickelt haben.

Was bietet die traditionelle chinesische Medizin dem Herzpatienten? Da ist zum einen die Akupunktur. Die feinen Nadelstiche dienen in der Hand des Kundigen dazu, den gestörten Fluss der Lebensenergie wieder zu harmonisieren, sympathische »Stauungen« zu entstauen oder parasympathische »Rinnsale« wiederaufzufüllen. Die neuere Forschung hat gezeigt, dass das Stechen der Akupunkturnadeln akute Steigerungen der parasympathischen Körperregulationen zur Folge hat (108). Patienten mit Angina pectoris-Beschwerden zu nadeln, zählt zu den klassischen

---

Die weichen fließenden Bewegungen des Qi-Gong beruhigen, lösen Spannungen und öffnen für die eigene Mitte.

Gebieten der Akupunktur. Nach eigenen Erfahrungen ist eine Serie von Akupunkturbehandlungen sehr gut geeignet, einen Infarktpatienten zu stabilisieren. Die Kunst der feinen Nadelstiche verhilft zudem zu innerer Ausgeglichenheit und Gelassenheit. Dafür haben nicht nur Herzpatienten Bedarf.

Der günstige Einfluss der Akupunktur auf Beschwerden von Seiten der Wirbelsäule, auf Arthrosen und Migräne ist in Deutschland gerade durch mehrere groß angelegte Kassenstudien belegt worden. Die Patienten verlangen nach Akupunktur, weil sie hilft und ihnen in vielfältiger Form gut tut. Dementsprechend wächst die Zahl der ärztlichen Akupunkteure. Dabei ist zu hoffen, dass das Grundprinzip der chinesischen Medizin, die Arbeit am Qi, nicht unter die Räder kommt und das Setzen der Nadeln in Zukunft nicht nach Art von Kochrezepten erfolgt.

Die zweite Säule der chinesischen Medizin, die hierzulande zunehmende Akzeptanz findet, ist das Qi-Gong, die vielfältigen traditionellen Bewegungsübungen. Qi-Gong und »Taiji« als eine spezielle Form des Qi-Gong werden in Deutschland zunehmend angeboten. Die weichen fließenden Bewegungen des Taiji, die den Eindruck machen, als würden die Menschen im Zeitlupentempo in der Luft synchron schwimmen, zentrieren und beleben den inneren Energiefluss. Qi-Gong beruhigt, löst Spannungen und öffnet für die eigene Mitte. Millionen von Chinesen praktizieren tagtäglich in den frühen Morgenstunden in den Parks die unterschiedlichsten Qi-Gong-Übungen und betreiben damit eine wirkungsvolle Prophylaxe vor einem Herzinfarkt und anderen Krankheiten.

Yoga: Körperbeherrschung, Selbstkontrolle und tiefe Entspannung

Yogaübungen sind mittlerweile in den Reha-Kliniken für Infarktpatienten keine Seltenheit. Es werden dabei weniger die gelegentlich brezelartig anmutenden Yoga-Stellungen praktiziert, die man von Abbildungen her kennt. Im Yoga gibt es eine ganze Reihe von Übungsfolgen, die gerade auch für ältere und kranke Menschen eine ausgezeichnete Möglichkeit darstellen, die Muskulatur, die Sehnen und Gelenke zu stärken und die Durchblutung der Gewebe zu fördern.

Die drei Säulen des Yoga sind die Körperhaltungen, Atemübungen und Meditation. Der Körper soll gekräftigt, der Geist beruhigt und der Fluss des »Prana«, der Lebensenergie, angeregt werden. »Prana« ist der Atem des Lebens, dementsprechend haben Atemübungen große Bedeutung im Yoga.

Grundsätzlich wird im Yoga eine Zwerchfell- oder Bauchatmung praktiziert. Das heißt, dass sich der Bauch beim Einatmen bei entspannten Schultern vorwölbt. Der Atemrhythmus ist ruhig und fließend. Genau diese Form der Atmung wurde von einer holländischen Arbeitsgruppe mit 90 Infarktpatienten in der Reha in sechs einstündigen Sitzungen einmal pro Woche geübt (109). Die Patienten wurden angeregt, diese entspannte Form der Atmung zu Hause möglichst als tägliche Routine weiter zu prakti-

Regelmäßige Atemübungen schützen effektiv das Herz.

zieren. Die Auswirkungen waren enorm. Innerhalb der folgenden zwei bis drei Jahre kam es in der »Atmungs-gruppe« zu 7 Krankenhauseinweisungen wegen akuter Herzschmerzen oder einem neuen Infarkt, aber es fand sich kein Todesfall. In der Kontrollgruppe waren es 17 Einweisungen und zwei Todesfälle.

Man darf realistischerweise davon ausgehen, dass die Atemübungen nicht jahrelang durchgehalten wurden. Sie scheinen allerdings in den für Infarktpatienten risiko-reichsten ersten Monaten nach dem Infarkt eine deutliche Schutzfunktion ausgeübt zu haben. Die mit solchen Atemübungen verbundene tiefe Entspannung führt also zu messbaren Erfolgen bei Infarktpatienten. Aus Analysen der »Herzfrequenz-Variabilität« ist seit langem bekannt, dass ein ruhiger und tiefer Atemrhythmus zu beträchtlichen Steigerungen der parasympathischen Herzaktivität führt.

Meditation ist dem Bundesbürger in der Regel nicht geheuer. Tatsächlich ist das System des Yoga ganz ausdrücklich darauf angelegt, dem Praktizierenden die Möglichkeit zu eröffnen, »die acht Sprossen auf der Leiter zu einem höheren Bewusstsein hinaufzusteigen«. Dieser Prozess nimmt in der Regel ein ganzes Leben in Anspruch und wird, wie zu hören, mit Weisheit belohnt. Doch niemand muss einfache meditative Übungen fürchten. »In die Stille gehen«, darin besteht Meditation. Sie dient der Beruhigung des Geistes, und dafür haben wir alle ständig Bedarf.

Um dem Infarktpatienten etwas von seiner Scheu vor der Meditation zu nehmen, soll eine einzige Yogahaltung kurz skizziert werden. Man sitzt im Schneidersitz mit einem kräftigen Kissen unter dem Gesäß. Man sitzt aufrecht, das ist das Wichtigste, nicht krumm und vorgebeugt oder im Hohlkreuz mit dem Kopf im Nacken. Die Hände liegen auf den Oberschenkeln mit den Handflächen nach oben und, ganz wesentlich, die Schultern sind zu lockern. Anschließend versucht man, das Gesicht, die Augen und den Mund zu entspannen. Die Übung besteht nun darin, bei geschlossenen Augen die Wahrnehmung ganz auf den Atem

In der tiefen Entspannung einer Yoga-Stunde liegt ein enormes Potenzial zur Infarktprophylaxe.

zu konzentrieren und den Fluss des Atems im Körper zu beobachten, ohne ihn in irgendeiner Form kontrollieren oder leiten zu wollen.

Diese Übung heißt »Sukhasana«, »Asana« ist die Körperhaltung und »Sukha« bedeutet Glück. Wie alle meditativen Übungen führt sie zu starker Entspannung und zur Anregung des inneren Energieflusses, was dankbar als ein Gefühl von Glück wahrgenommen wird. In meditativen Übungen konzentriert man sich gern auf ein Objekt, um zur Ruhe zu kommen, auf einen Klang, einen Namen, ein Bild, ein Gefühl oder eben auf den Atem. Diese Meditationsobjekte werden als »Mantras« bezeichnet. Italienische Forscher haben Nonnen beim Rosenkranzbeten und buddhistische Mönche beim endlosen Rezitieren ihres berühmten Mantras »Om Mani Padme Hum« verkabelt und die atemabhängigen Schwankungen ihrer Pulsfrequenz während dieser Rezitationen ermittelt. Diese »Mantra«-Meditationen führten zu starken Stimulierungen der parasympathischen Herzaktivität (110). In der tiefen Entspannung als Resultat einer Yogastunde liegt zweifellos ein enormes Potenzial zur Infarktprophylaxe.

Ayurveda: Ölmassagen und innere Reinigung

Im ersten Jahrtausend vor unserer Zeitrechnung entwickelte sich das alte indische Heilsystem, das »Ayurveda«, zu seiner Blüte. Ayurveda befasst sich intensiv mit den verschiedensten Aspekten der allgemeinen Lebenshygiene, im Mittelpunkt stehen Entgiftung und Ernährung. Die Kunst der Entschlackung und inneren Reinigung, die im Abschnitt zur Entgiftung näher ausgeführt wird, ist im Ayurveda perfektioniert worden. Die Ernährung bedient sich der gesamten asiatischen Küche und wird genau auf die Konstitution des Betreffenden abgestimmt.

Jede prophylaktische und therapeutische Maßnahme wird im Ayurveda auf die individuellen Bedürfnisse des Patienten ausgerichtet. Bei gleicher Krankheit kommt ein bestimmtes Spektrum an Behandlungsmaßnahmen zur Anwendung, das von Patient zu Patient entsprechend seiner Grundkonstitution und seiner Widerstandskraft deutlich variiert wird. Auch beim Herzpatienten steht die innere Reinigung, hier besonders als therapeutisches Erbrechen im Vordergrund. Erbrechen ist ein extrem starker Stimulus für den Parasympathikus. Stärke und Häufigkeit des Erbrechens werden genau auf die Belastbarkeit des Patienten abgestimmt. Pflanzliche und besonders in Nordindien auch zahlreiche mineralische Präparate ergänzen die allgemeinen Maßnahmen zur Hygiene von Körper und Seele. Besonders aufbereitete Gold- und Quecksilber-Präparate, die nach Aussagen indischer Ayurveda-Ärzte keine toxischen Begleiterscheinungen haben, werden mit gutem Erfolg bei Herzkranken eingesetzt.

In Südindien sind Ölbehandlungen das zentrale Heilmittel, gerade auch für Herzpatienten. »Ayurvedische Ölbehandlungen« werden zur Zeit auch bei uns immer populärer.

Ayurvedische Ölmassagen, von Könnerhand, verhelfen zu ungeahnter körperlicher und mentaler Frische.

Diese Behandlungen haben allerdings mit Ayurveda häufig nur den Namen gemeinsam. Authentisches Ayurveda in Südindien abseits der Touristenpfade für indische Patienten ist eine völlig andere Welt. Einstündige Synchronmassagen durch zwei Masseure mit anschließender ausgiebiger Waschung öffnet alle Poren für den Fluss der Lebensenergie. Die Ölstirngüsse erfüllen mit Licht und Frieden. Es handelt sich um ein therapeutisches Angebot von enormer Kraft und lang anhaltender Wirkung. Noch Wochen nach einer solchen Behandlungsserie profitiert man von einer ungeahnten körperlichen und mentalen Frische.

Leider halten es südindische Masseure nur sehr kurz in Deutschland aus. Sie frieren ständig und aus ihrer Weltsicht heraus ist unser Lebensstil krank und verrückt, womit sie wahrscheinlich nicht ganz unrecht haben. Zudem ist Ayurveda bei uns zur Zeit in einer recht gehobenen Wellness-Ecke angesiedelt. Wenn die Verantwortlichen in unserem Gesundheitswesen ordentliche ayurvedische Anwendungen zu erschwinglichen Preisen anbieten würden, hätten sie Gelegenheit zur Wiedergutmachung bei all dem Unsinn, den sie sonst verzapfen. Viele Herz- und andere Patienten würden es danken.

Im Ayurveda werden drei Formen der Lebensenergie unterschieden: »Kapha«, die Energie für den Aufbau der Körpersubstanz, »Vata«, die Bewegungsenergie und schließlich »Pitta«, das »Lebensfeuer«. Dieses System beruht darauf, dass die »Rishi«, die Seher und Gründungsväter des Ayurveda diese drei Formen der Lebensenergie vor mehreren tausend Jahren in meditativer Versenkung anschaulich und greifbar »gesehen« haben. Trotz dieser mystischen Ursprünge steckt im Ayurveda sehr viel Rationalität. In der berühmten Einstein'schen Formel »$E = mc^2$« werden übrigens mit der Energie, der Masse und dem Bewegungsimpuls drei physikalische Größen miteinander verknüpft, die stark an »Pitta«, »Kapha« und »Vata« denken lassen. Es scheint in keinem Fall verkehrt, wenn sich die moderne Medizin diesen alten Weisheiten und Künsten öffnen würde.

Reiki: Vertrauen in heilende Hände

Beim Wort »Reiki« gerät allerdings selbst der gutwilligste Schulmediziner in Rage. Das Behandlungsprinzip beim Reiki besteht im Handauflegen. Handauflegen ist in der modernen Medizin zum Synonym für eine Scheinbehandlung, für einen eingebildeten Behandlungserfolg geworden.

Doch damit liegt man falsch. Wenn Mütter ihre frühgeborenen Kinder im Brutkasten berühren, dann reagieren die Säuglinge mit heftigen Anstiegen ihrer parasymapthischen Herzimpulse (111).

Die Silbe »Ki« im Wort Reiki ist die japanische Variante des chinesischen »Qi«, der Lebens- oder auch universellen Energie. Beim Reiki legen möglichst mehrere Personen gleichzeitig einer anderen Person ihre Hände auf die Stirn, Brust, Bauch oder an die Fußsohlen. So einfach diese Technik ist, so tief ist ihre entspannende Wirkung. Gelegentlich betritt man während einer solchen Behandlung innere Räume, in denen man ganz still und dankbar wird. Reiki ist hierzulande fest in esoterischer Hand. Es wäre gut, wenn sich das ändern würde. Infarktpatienten würden wahrscheinlich großen Gewinn für ihr Leben ziehen, wenn man sie in der Reha-Klinik ohne große Diskussion mit der Reiki-Behandlung vertraut machen würde.

Pilates: Die traditionellen Künste im modernen »Workout«

In den letzten Jahren fließen immer mehr Elemente der traditionellen asiatischen Künste in die modernen »Workouts« ein. Bereits in der Mitte des zwanzigsten Jahrhunderts hatte der deutschstämmige Joseph Pilates in New York einen eigenen Stil entwickelt. Inspiriert von östlichen und westlichen Trainingsmethoden entwickelte er eine eigene Technik, die er aufgrund der fließenden und zugleich präzis-kontrollierten Bewegungen »contrology« nannte.

Pilates-Training entspannt und zentriert. Wie beim Taiji ist die Arbeit aus dem Körpermittelpunkt entscheidend. Außerdem ist dieses Training sehr gut geeignet, das Gefühl für den eigenen Körper zu verbessern und es verhilft zu einer guten aufrechten Haltung. Der »Ego-Infarkt« nach dem Herzinfarkt ist kein seltenes Phänomen. Das heißt, dass Infarktpatienten besonders in der ersten Zeit nach einem Infarkt in ihrem Selbstwertgefühl angekratzt sind und zu depressiven Einbrüchen neigen. Eine aufrechte Haltung und ein aufrechter Gang können dagegen enorm helfen. »Pilates« boomt in den USA und findet zunehmende Verbreitung in Deutschland.

Männer scheuen vor diesen Künsten zurück: Bitte zugreifen!

Es fällt auf, dass alle Angebote, vom Qi Gong übers Yoga bis zu Reiki und Pilates ganz überwiegend nur von Frauen wahrgenommen werden. Was hindert Männer daran, sich auf diese Künste einzulassen? Warum lassen sich Männer und speziell auch herzkranke Patienten so viel Gutes entgehen?

Männer sind mehr kopfgesteuert und Frauen handeln mehr aus dem Bauch heraus, so heißt es doch. Wenn das richtig ist, hätten Frauen einen engeren Bezug zum Qi. Wenn man Taiji lernt, kommt es zunächst darauf an, den exakt festgelegten Bewegungsablauf zu erlernen. Das erfordert volle Konzentration. Doch solange der Kopf und die Konzentration regieren, hat eine solche Übung noch nicht viel mit Taiji zu tun. Taiji entsteht erst dann, wenn man seine Kontrolle zurücknehmen kann und die Regie weitgehend dem Qi und der Körpermitte überlässt. Dann werden die Bewegungen wie von selbst weich und fließend und Körper, Geist und Seele jubilieren.

Das Qi lässt sich nicht zwingen. Männer haben zweifellos in der Regel größere Schwierigkeiten als Frauen, die Kontrolle abzugeben. Und dennoch sollten sie sich auf das Abenteuer mit dem Qi einlassen. Vielleicht kann Roger Fe-

Das »Qi« lässt sich nicht zwingen.

derer den Zögernden zum Ansporn werden. Wenn der zur Zeit weltbeste Tennisspieler, der »Mozart des Tennis« mit ungeahnter Leichtigkeit seine Gegner scheinbar mühelos ausspielt, dann wird seine Hand »vom Qi« geführt, darin sind sich die Chinesen einig. Niemand kann und soll so etwas nachahmen. Doch das Erleben einer solchen Leichtigkeit kann Ansporn sein, dem eigenen Qi-Fluss nachzuspüren.

Apropos Mozart, seine Musik regt den Qi-Fluss bei allen Kreaturen an. Der Fötus reckt sich wohlig im Mutterbauch zur Jupitersinfonie, die Hühner legen hübschere Eier zur Kleinen Nachtmusik, wie schon länger bekannt. Wie kürzlich zu lesen, empfinden selbst Fische weniger Stress, paaren sich freimütiger und bewegen sich in einer Weise, die Zuversicht und gute Laune ausstrahlt, wenn Mozarts Werke ertönen. Selbst ihre Farben werden kräftiger. Das sollte doch auch den letzten Herzpatienten überzeugen, sich auf Mozart, auf die Heilkraft der Musik und die Heilkraft des Qi, einzulassen.

7. Entgiftungskuren: Unentbehrliche periodische Lebensbegleiter

Um die oxidative Stressbelastung der Körpers und damit die Krankheitsanfälligkeit für den Herzinfarkt zu senken, ist regelmäßige Entgiftung erforderlich. Entgiftungsmaßnahmen kennt die Schulmedizin nur bei akuten Vergiftungserscheinungen. Ausleitende Verfahren, um die Giftbelastung des gesamten Organismus zu senken, spielen in der Schulmedizin, im Gegensatz zu den Naturheilverfahren, keine Rolle. Therapeutisches Erbrechen, Abführen, Einläufe zur umfassenden Darmreinigung sind Basisverfahren der naturheilkundlichen Ansätze rund um den Globus.

Heilfasten ist eine hierzulande geübte Methode, um den Körper zu entschlacken und zu regenerieren. Zu Beginn wird ein Abführmittel verabfolgt, eventuell zusätzlich ein

Ohne periodische Entgiftung ist jede Infarktprophylaxe zum Scheitern verurteilt.

schonender Einlauf. Die ausschließlich flüssige Nahrung besteht aus verdünnten Obst- und Gemüsesäften. Es muss viel getrunken werden, um den Organismus ausreichend durchzuspülen. All dies über etwa eine Woche in Verbindung mit leichter körperlicher Aktivität an frischer Luft wie zum Beispiel beim Wandern ist von nachhaltiger Wirkung. Den auch hier ganz überwiegend weiblichen Teilnehmern des Heilfastens steht schon nach wenigen Tagen die Erfrischung und Verjüngung ins Gesicht geschrieben.

Im Ayurveda ist die Kunst der Entgiftung perfektioniert. Eine besondere Variante der altindischen Heilkunst besteht in der inneren und äußeren Ölung. Innere Ölbehandlung bedeutet, an mehreren Tagen nacheinander ansteigende Mengen an geklärter Butter (»Ghee«) zu trinken. Das führt zum einen zu einer kompletten Darmreinigung, wie sie konsequenter nicht sein kann. Zum anderen wird die Fettverdauung ein paar Tage lang maximal stimuliert, dem Organismus also kurzfristig ein Maximum an gelöstem Fett angeboten. Die äußere Ölung ist beliebter. Sie besteht in einer Serie von ausgiebigen Ölmassagen, die nicht nur extrem entspannen, sondern die Haut, das Bindegewebe, die Muskeln und die Knochen ebenfalls einer Ölung unterziehen. Die pflanzlichen Ölmixturen, auf die man im Ayurveda zu Recht sehr stolz ist, sind schon nach wenigen Minuten im Inneren von Gelenken nachgewiesen worden. Das den Körper durchziehende Öl befreit den Organismus von den in der Mehrzahl fettlöslichen Giftstoffen. Kräuterschwitzbäder ergänzen diese Therapie und entschlacken die wasserlöslichen Gifte.

Derartige Verfahren sind in der westlichen Gesellschaft gewöhnungsbedürftig. Wenn man ein Hemd färben will, muss man es zuvor reinigen. Diese alte Weisheit besagt, dass alle Bemühungen um eine sinnvolle Infarktprophylaxe wie auch alle therapeutischen Bemühungen in ihrer Wirksamkeit erheblich eingeschränkt sind, solange nicht zuvor entgiftet wurde. Leider hat unser offizieller Medizinbetrieb für diese Erkenntnis überhaupt keine Antennen. Ohne periodische Reinigungskuren etwa einmal pro Jahr werden die Giftbelastung der Bevölkerung und der oxidative Stresspegel weiter ansteigen. Dadurch steigt die Anfälligkeit für Herzinfarkt und andere Krankheiten und dadurch wird der vorzeitige Alterungsprozess der Menschen hierzulande beschleunigt.

Die Gesundheitspolitik ist gefordert, der Bevölkerung derartige Entgiftungsmaßnahmen in schlichter und finanziell erschwinglicher Form anzubieten. Die dabei anfallenden Kosten sollten nutzlosen High-Tech-Maßnahmen entzogen werden.

8. Die Ernährung: Von stärkstem Einfluss auf Wohlergehen und Krankheitsverlauf

Die offizielle Ernährungsrichtlinie für Patienten mit koronarer Herzkrankheit hat sich seit den sechziger Jahren nicht geändert. Sie besteht im Kern aus drei Faktoren: Fettarm, cholesterinarm und dem Austausch gesättigter tierischer Fette gegen hochungesättigte Pflanzenfette. Dieser Austausch führt zur Senkung der Cholesterinwerte im Blut.

Die erste umfassende Studie, die sich mit den Auswirkungen dieses Ernährungsprinzips auf das Schicksal von Infarktpatienten befasste, kam aus London und stammt aus dem Jahr 1968 (112). Dabei wurden 400 männliche Patienten unter sechzig, die gerade einen Herzinfarkt überlebt hatten, entweder einer solchen Kostform zugeführt oder sie ernährten sich unverändert weiter so, wie sie es bisher getan hatten. Im Verlauf der nächsten drei bis vier Jahre sank der Cholesterinspiegel in der Behandlungsgruppe energisch von 272 auf 213 mg/dl im Schnitt. In beiden Gruppen starben in diesem Zeitraum jeweils 25 Patienten an den Folgen ihrer Herzkrankheit, auch die Zahl der nicht tödlichen Herzinfarkte unterschied sich nicht. Das Auftreten von Herzinfarkt und Herztod besaß keinen Zusammenhang zur Ernährungsform, auch nicht zum Ausgangs-

Cholesterinwert oder zur Änderung des Cholesterinspiegels während des Studienverlaufs.

Zwei weitere große Studien, eine aus Oslo und eine aus Sydney, kamen in den Folgejahren zu fast identischen Resultaten (113,114). Diese Ernährungsrichtlinie hatte sich damit als nutzlos erwiesen. Die Ursachen liegen auf der Hand. Fettarm ist ein guter Rat in der westlichen Welt. Fettarm bedeutet zumeist auch kalorienarm und senkt das

Senkung des Cholesterinspiegels hilft nicht.

Körpergewicht. Damit sinkt die oxidative Stressbelastung des Organismus und damit wird der Entwicklung von erhöhtem Blutdruck und Diabetes entgegengewirkt.

Der Austausch von gesättigtem Fett gegen hochungesättigtes ist hingegen kein guter Rat. Denn, wie bereits im Abschnitt zur Wirkung der freien Radikale näher ausgeführt, eine solche Ernährungsform ist bestes Futter für die freien Radikale und stimuliert das oxidative Feuer. Somit steuern zwei gegenläufige Prinzipien die herrschende Ernährungsrichtlinie. Die Senkung des Cholesterinspiegels erwies sich durchgehend als nutzlos. Geblendet vom »Fetisch« Cholesterin bringen diese Empfehlungen dem Patienten keine Vorteile.

Sinnvolle neue Wege in der Ernährung von Infarktpatienten wurden Ende der achtziger und in den neunziger Jahren aufgezeigt. Dabei befasste man sich mit Kostformen, die traditionell als herzschonend galten: »Asiatischvegetarisch«, »mediterran« oder »fischreich« wie bei den Eskimos, unabhängig von deren Einfluss auf den Cholesterinspiegel. Damit sollten sich endlich sinnvolle Perspektiven für den Herzpatienten ergeben.

Viel Fisch: Die schützenden »Omega-3-Fette« im Überfluss. Vergessen Sie den Cholesterinspiegel!

Angeregt von der geringen Krankheitsanfälligkeit der Eskimos für Herz-Kreislauf-Erkrankungen untersuchte man in mehreren Studien den Zusammenhang zwischen Fischkonsum und Herzkrankheit. Repräsentativ war die »DART«-Studie aus Wales (115). Über 2000 männliche Infarktpatienten wurden in dieser Studie direkt nach ihrem Infarkt nach drei unterschiedlichen Richtlinien hinsichtlich ihrer Ernährung beraten. Zum einen ging es, wie gehabt, um das Prinzip fettarm plus Austausch gesättigter tierischer Fette gegen hochungesättigte Pflanzenfette. In der zweiten Gruppe wurden die Patienten angeregt, viel fetten Fisch zu essen und in der dritten Gruppe, viel faserreiche Körnerprodukte.

Die auf Cholesterinsenkung angelegte Diät erwies sich einmal mehr als erfolglos. Hingegen führte der Rat zu hohem

Zwei- oder dreimal pro Woche Fisch: Schützt vor dem Herztod.

Fischkonsum zu einer Steigerung der Cholesterinwerte und gleichzeitig zu einer eindeutig besseren Überlebenskurve. Das prononcierte Körneressen schien die Sterblichkeit eher zu steigern. Dieses Ergebnis konnte jedoch auf Zufall beruhen. Die »NNT/Jahr« für die Fischkonsum-Gruppe betrug 59. Das heißt, wenn 59 Infarktpatienten nach ihrem Infarkt ein Jahr lang zwei- oder dreimal pro Woche Makrele, Hering, Lachs oder Forelle essen, dann rettet dies ein Leben. Ausgiebiger Fischkonsum wirkt herzschützend.

Nun mag nicht jeder Fisch. Mittlerweile ist auch für die Einnahme von Fischölkapseln ein positives Ergebnis erzielt worden (»NNT/Jahr« 157) (116). Die herzschützende Wirkung von fettem Fisch wird in erster Linie ihrem hohen Gehalt an »Omega-3-Fettsäuren« zugesprochen. Worum handelt es sich dabei? Fettsäuren sind in der Regel langgestreckte Gebilde, wobei man zwischen gesättigten Fetten ohne Doppelbindung und ungesättigten Fetten mit einer oder mehreren Doppelbindungen unterscheidet. Fleisch enthält einen hohen Anteil an gesättigten Fettsäuren. Die Ölsäure im Olivenöl hat nur eine Doppelbindung. Bei mehr als einer Doppelbindung spricht man von den hochungesättigten Fetten und unterscheidet hier noch einmal zwischen »Omega-6-« und »Omega-3-Fettsäuren«. Diese Unterscheidung bezieht sich auf die Lage einer Doppelbindung zum Kettenende (»Omega«, das Ende). Pflanzenkeimöle sind typische Vertreter der ungesättigten Fette (»Omega-6«), wohingegen sich die »Omega-3-Fette« vorzugsweise im Fisch finden.

»Omega-3-Fette« sind Baustein verschiedener Substanzen, die für Entzündungsprozesse und die Blutgerinnung von Bedeutung sind. »Omega-3-Fette« stimulieren darüber hinaus die NO-Bildung in den Blutgefäßen und überraschenderweise steigern sie auch die parasympathische Herzaktivität (117,118). Damit findet sich eine plausible Erklärung für die herzschützende Wirkung regelmäßigen Fischkonsums.

Nüsse: »NO«-Spender

Eine umfangreiche Studie an über 30.000 Adventisten in Kalifornien hatte zwei Ergebnisse. Zum einen erwies sich übermäßiger Fleischkonsum als schädlich. Vor allem zeigte sich jedoch, dass unter den Personen, die viele Nüsse konsumierten, eindeutig weniger Herzinfarkte und Herztodesfälle auftraten (119). Nüsse enthalten wie das Olivenöl einen hohen Anteil an Ölsäure. Fettsäuren mit nur einer Doppelbindung sind wesentlich resistenter gegen oxidative Angriffe als hochungesättigte Fettsäuren. Walnüsse und in geringerem Maß auch andere Nusssorten sind die wichtigste Quelle für Omega-3-Fette außerhalb des Meeres. Schließlich besitzen Nüsse einen hohen Gehalt einer bestimmten Aminosäure (»Arginin«), aus der der Organismus NO synthetisiert.

Asiatische Küche: »Alles, was das Herz begehrt«

In einer indischen Studie aus dem Jahr 1992 (120) wurden Infarktpatienten bereits vom zweiten Tag an nach dem Infarkt einer bestimmten Diät unterzogen. Diese war sowohl in der Kontrollgruppe wie in der Behandlungsgruppe fettarm. In der Behandlungsgruppe wurden die Patienten zusätzlich angehalten, reichlich frisches Obst und Gemüse, Nüsse, Getreidevollkornprodukte und Fisch zu essen. In beiden Gruppen war die Diät im Wesentlichen vegetarisch, jedoch nicht ausschließlich. Vier bis fünf Eier und zwei Fleischgerichte pro Woche ergänzten die in erster Linie von frischem Obst und Gemüse bestimmte Ernährung.

Die Ergebnisse dieser Studie waren herausragend. Nach einem Jahr waren in der Interventionsgruppe wesentlich weniger Patienten gestorben als in der Kontrollgruppe. Die »NNT/Jahr« ereichte den Spitzenwert von 12. Wenn nur 12 Patienten eine solche Diät im Jahr nach dem Infarkt einhalten, dann stirbt ein Patient weniger. Das ist das Resultat

Bestes Zeugnis für eine Ernährung aus frischem Obst und Gemüse, Vollkorn, Nüssen und Fisch

für eine Ernährung, die auf frischem Obst und Gemüse, auf vollem Korn, Nüssen und Fisch basiert, ergänzt durch Eier und etwas Fleisch, also alles andere als irgendwie exotisch zusammengesetzt ist. Diese Form der Ernährung sorgt für eine ausreichende Versorgung des Organismus mit Ballaststoffen, antioxidativen Vitaminen, Spurenelementen, pflanzlichen Proteinen, B-Vitaminen, Omega-3-Fetten, also allem, was das Herz des Herzkranken begehrt.

Mediterran: Kuscheleinheiten für das wunde Herz

In Lyon bemühte man sich in den letzten zehn Jahren um die Bewertung einer »mediterranen« Diät. Olivenöl und Rapsöl als Basis, zwei oxidationsfeste »einfach ungesättigte« Fette. Viel Brot, viel Obst und Gemüse, kein Tag ohne frisches Obst, zudem mehr Fisch und weniger Fleisch, wenn Fleisch, dann vorzugsweise als Geflügel. Und dazu ein Glas Wein, wie das am Mittelmeer so üblich ist.

In diese Diät wurden 300 Infarktpatienten nach ihrem ersten Herzinfarkt eingewiesen, wohingegen 300 weitere

Infarktpatienten die übliche Ernährungsberatung (fettarm, cholesterinarm) erhielten. Auch diese Form der Ernährung hatte großartige Erfolge. In der Kontrollgruppe fanden sich nach gut zwei Jahren 16 Herztodesfälle, in der »mediterranen Gruppe« dagegen nur 3. Die »NNT/Jahr« betrug dafür 47, für die Kombination aus Herzinfarkt und Herztod 23. Das heißt, ernähren sich 23 Infarktpatienten im Jahr nach ihrem Infarkt lecker wie am Mittelmeer, kann ein weiterer Infarkt oder ein Todesfall verhindert werden (70).

Nur frische Kost erfrischt Körper, Geist und Seele

Damit ist deutlich geworden, dass die Ernährung den stärksten Einfluss auf das Wohlergehen und das Schicksal der Infarktpatienten ausübt. Die Speisepläne der asiatischen und der mediterranen Diät bieten allen Menschen einfache und gute Möglichkeiten, einer Herzkrankheit vorzubeugen oder ihren Verlauf günstig zu beeinflussen. Wichtig ist die Frische der Nahrung. Tiefkühlketten und längere Lagerung zerstören häufig das Wichtigste. Der Oxidationsschutz ist dann am größten, wenn reife Kost frisch auf den Tisch kommt, roh verzehrt oder schonend zubereitet wird. Das heißt, dass man sein Augenmerk vorzugsweise auf das richten sollte, was die Region zur Jahreszeit wachsen lässt. Nur frische Kost erfrischt Körper, Geist und Seele.

Vom Cholesterinspiegel als Maß einer sinnvollen Ernährung für Herzpatienten muss dringlich Abschied genommen werden. Herzkranke können unbesorgt auch Butter, Eier, Käse und Fleisch essen, wenn sie dabei Maß halten. Von allem etwas, von keinem zuviel. Abwechslungsreich und vielseitig sollte die Ernährung sein. Einseitige Körnerkost zum Beispiel kann schaden. Reichlich Obst und Gemüse, Getreidevollkornprodukte, Hülsenfrüchte und Kartoffeln sollten im Mittelpunkt stehen. Eine solche Kost sättigt, ohne zu viele Kalorien zuzuführen. Damit wird der Bedarf an Vitaminen, Mineralstoffen und sekundären Pflanzeninhaltsstoffen gedeckt, die erst miteinander ihre volle antioxidative Wirkung entfalten und damit für einen ausreichenden Oxidationsschutz sorgen. An Nüssen und Fisch sollte es nicht mangeln. An Getränken ist Milch zu bevorzugen, frische Milch hat eine starke antioxidative Wirkung. Kräuter-Tees, frisch gepresster Orangensaft, Rotwein und ein Pils stehen dem nicht viel nach. Früchte-Tees und alle Kunstgetränke der Jugendlichen wirken oxidativ.

Angesichts des wichtigen Einflusses, den das vegetative Nervensystem auf die Herzkrankheit ausübt, wäre es sicher sinnvoll, systematisch die einzelnen Nahrungsbestandteile auf ihre Auswirkungen auf Sympathikus und Parasympathikus näher zu untersuchen. »Omega-3-Fette« stärken die

Abschied vom Cholesterinspiegel als Maß einer sinnvollen Ernährung für Herzpatienten.

parasymapathischen Herzregulationen. Vom Knoblauch ist seine den Parasympapthikus anregende Wirkung bekannt. Darüber hinaus ist kaum etwas bekannt. In diesem Zusammenhang kann man wieder von den alten Heilsystemen lernen. In der chinesischen wie der indischen Medizin steht der Einfluss aller Speisen auf die einzelnen Formen der Lebensenergie im Mittelpunkt der Behandlung. Entsprechende Kenntnisse in Bezug auf Sympathikus und Parasympathikus wären sicher wertvoll für die Infarkt-prophylaxe.

9. Keineswegs auf Arzneimittel verzichten! Aber: Sparsam und gezielt einsetzen

Herzpatienten sind heutzutage in der Regel einem ganzen Arsenal an Medikamenten ausgesetzt. Die Cholesterinsenker wurden ausführlich behandelt und die Mittel gegen Bluthochdruck und Diabetes wurden gestreift. Was bleibt und was ist sinnvoll?

Sinnvoll sind die »Beta-Blocker« in den ersten sechs bis achtzehn Monaten nach einem Infarkt. Wenn man mit der Einnahme eines Beta-Blockers (»Meto-, »Propra-, »Bisoprolol« oder »Beloc«, »Dociton«, »Concor«, um nur einige Namen zu nennen) sehr bald nach einem Infarkt beginnt und diese Einnahme einige Monate oder ein bis zwei Jahre durchhält, steigen die Überlebenschancen. In einer umfassenden »Meta-Analyse« ergab sich eine »NNT/Jahr« von 83 (121). Bei 83 Patienten wird ein Todesfall pro Jahr verhindert.

»Beta-Blocker« blockieren die Sympathikus-Impulse für das Herz. Sie wirken dementsprechend Stress-abschirmend. Zugleich führt die Einnahme eines Beta-Blockers bereits nach kurzer Zeit zu einer erheblichen Steigerung der parasympathischen Herzaktivität. Dadurch erfährt das Herz in den gefährdeten Monaten nach einem Infarkt einen starken Schutz. Es ist gezeigt worden, dass die Schutzwirkung der Beta-Blocker, Angina pectoris-Anfälle zu verhindern, eng an die Belebung der parasympathischen Herzaktivität gekoppelt ist (122).

In den letzten Jahren wird den Patienten mit koronarer Herzkrankheit von den Kardiologen fast regelmäßig ein sogenannter »ACE-Hemmer« verordnet. »ACE-Hemmer« (»Capto-, »Ena-, »Lisino-, »Ramipril« bzw. »Lopirin«, »Xanef«, »Delix«, »Coversum« als Beispiel) senken den Blutdruck und entlasten das Herz. Sie sind ein wichtiges Mittel zur Behandlung der Herzschwäche.

Die Ausdehnung ihres Einsatzes auf quasi alle »KHK«-Patienten stützt sich auf eine große Studie mit dem Titel »EUROPA Studie« aus dem Jahr 2003 (123). In dieser Untersuchung erhielten über 12.000 stabile Herzpatienten ohne

Die besten Arzneimittel für den Herzkranken: Womöglich noch in der Natur verborgen.

Zeichen einer Herzschwäche entweder einen »ACE-Hemmer« oder ein Placebo-Präparat. Nach gut vier Jahren zeigte sich, dass die Gesamtsterblichkeit und die Sterblichkeit an Herz-Kreislauf-Erkrankungen in beiden Gruppen gleich war. Der »ACE-Hemmer« konnte nichts zur Verbesserung der Lebenserwartung beitragen. Mit einer »NNT« von 300 wurde allerdings ein Herzinfarkt pro Jahr verhindert. Dieses äußerst dürftige Ergebnis ist keineswegs geeignet, den massierten Einsatz dieses Medikaments, das natürlich auch nicht frei von Nebenwirkungen ist, zu rechtfertigen.

Bewährt ist »ASS« (»Acetysalicylsäure«, der Wirkstoff von Aspirin) in niedriger Dosierung, zum Beispiel »ASS 100« für Patienten nach einem Herzinfarkt. In einer »Meta-Analyse« ergab sich eine »NNT/Jahr« von 158 (124). Die regelmäßige Einnahme von ASS nach einem Infarkt rettet bei 158 Patienten ein Leben pro Jahr.

Der Einsatz von ASS in der »Primär-Prävention«, also für jedermann ohne herzkrank zu sein, um einem Infarkt vorzubeugen, hat hingegen kein überzeugendes Resultat erbracht. ASS »verdünnt« das Blut. Die längere Einnahme von ASS hat häufig Blutungen, speziell aus dem Magen-Darm-Trakt zur Folge. Schon von daher ist Vorsicht geboten.

Bewährt ist der »Nitro-Spray« oder die »Nitro-Kapsel« beim akuten Herzanfall. Aus dem »Nitroglycerin«, das über die Mundschleimhaut aufgenommen wird, setzt der Körper NO frei. NO und der Parasympathikus üben die gleichen Effekte in der Herzmuskelzelle aus. Die Auswirkungen der parasympathischen Blockade während eines Herzanfalls können durch das anflutende NO aufgehoben werden und der Anfall damit beendet werden. Die tägliche Einnahme von »Nitraten«, aus denen ebenfalls NO freigesetzt wird, hat sich hingegen nicht bewährt, weil der Organismus sehr schnell gegen diese Präparate resistent wird und sie zudem die Bildung freier Radikale begünstigen.

Soviel zum offiziell Bekannten. Gegen Übelkeit und Schwindel bei der Reisekrankheit wurden sogenannte »Scopolamin-Pflaster« (»Scopoderm TTS«) entwickelt. Ein solches Pflaster, drei Tage hinters Ohrläppchen geklebt, führt zu deutlichen Steigerungen der parasympathischen Herztätigkeit. Bei Herzpatienten hatte dies einen Schutzeffekt vor Herzanfällen (125). Problemlos sind diese Pflaster allerdings nicht. Gelegentlich auftretende Orientierungsstörungen und Verwirrtheit laden nicht zum allgemeinen Gebrauch ein.

»Strophantin« (»Strodival«) erhöht die Konzentration am Botenstoff des Parasympathikus in der Herzmuskelzelle. Das gleiche gilt für Mangan, das in verschiedenen Multivitamin-

Präparaten enthalten ist. Mit »Strophantin« wurden bereits in den dreißiger Jahren des zwanzigsten Jahrhunderts hervorragende Erfolge bei Patienten mit Angina pectoris und Herzinfarkt beschrieben. Als in den siebziger Jahren von niedergelassenen Ärzten erneut auf die hohe Wirksamkeit von »Strophantin« in der Infarktvorbeugung hingewiesen wurde, diesmal in Form von Zerbeiß-Kapseln, wurden die Exponenten dieses Prinzips von schulmedizinischer Seite heftig abgestraft. Die hoch emotional geführte Auseinandersetzung wurde schließlich durch die Schulmedizin mit der Behauptung beendet, dass »oral«, also über den Mund aufgenommenes »Strophantin« überhaupt nicht wirksam sei. Das ist natürlich Unsinn, denn jede Wirkung eines Arzneimittels ist eine Frage der Dosis. Es wäre gut, wenn zum Thema »Strophantin« noch einmal ruhig nachgedacht würde.

Und man sollte sich umsehen. Die globale Naturheilkunde hat sicherlich noch viel zu bieten. Der »alte Goethe« lobte die belebende und herzberuhigende Wirkung eines Arnika-Tees. Im Ayurveda schwört man auf »Terminalia arjuna« in der Behandlung von Infarktpatienten. Die Rinden-Abkochung dieses überall in Indien wild wachsenden Baumes wird vorzugsweise in Form eines Weins eingenommen und soll wahre Wunder wirken. Wenn man hier systematisch suchen würde, würde man sicherlich reichlich fündig werden. Die pharmazeutische Industrie lahmt allerdings heftig bei solchen naturkundlichen Präparaten, an denen es nichts zu verdienen gibt.

10. Ohne politisches Engagement ist die »Infarkt-Epidemie« nicht zu stoppen

Oxidativer Stress hat seine persönlichen und seine gesellschaftlichen Seiten. Die wichtigste persönliche Quelle ist das Rauchen, für das jeder selber verantwortlich ist. Darüber hinaus gibt es zahllose weitere Quellen. Auto- und Industrieabgase, Ozon und Feinstaub, die Belastung der Nahrung mit Pestiziden und der überbordende Medikamentenkonsum wirken prooxidativ und sind nur in gesellschaftlicher und politischer Anstrengung zu verändern. Durch den Bezug zum Herzinfarkt, der Volkskrankheit Nummer eins, sollten umweltpolitische Bemühungen

Feinstaub und Ozon wirken infarktauslösend.

zur Reduktion der oxidativen Stressbelastung der Bevölkerung eine deutliche zusätzliche Schubkraft erhalten.

Zwei Phänomene sollen besonders angesprochen werden. Das eine ist das »Feinstaub-Gespenst«, das gegenwärtig ins öffentliche Bewusstsein rückt. Woher kommt der Dreck? Genannt werden Reifenabrieb und Industrieschlote, Heizungsanlagen, Zigarettenrauch und vor allem Dieselabgase. Die feinen Schmutzpartikel fördern Asthma, Bronchitis und erhöhen das Lungenkrebsrisiko. Das ist für jedermann einsichtig. Sie steigern aber auch das Herzinfarktrisiko.

In einer Studie wurde gezeigt, dass erhöhte Konzentrationen dieser feinen Staubpartikel in der Luft das Infarktrisiko in einem Zeitraum von wenigen Stunden bis zu einem Tag nach der Staub-Belastung steigern (126). Dem exakt entsprechend ist ebenfalls gezeigt worden, dass eine akute Feinstaub-Belastung in den folgenden Stunden die parasympathische Herztätigkeit deutlich reduziert. Ozon wirkt genauso. Das Zusammenwirken einer Luftverschmutzung von Feinstaub und Ozon führt zu kurzfristigen starken Absenkungen (bis zu einem Drittel) der parasympathischen Herztätigkeit (127). Dies dürfte für gefährdete Patienten mit bereits eingeschränkter parasympathischer Aktivität bedrohlich werden.

Zum zweiten soll der in der Tendenz grauenvolle Zustand der industrialisierten Ernährung angesprochen werden. Die industrialisierte Ernährung zeichnet sich durch einen Mangel an Frische und an lebenswichtigen »essentiellen« Mikronährstoffen aus und ist zugleich mit chemischen Zusatzstoffen hoch belastet. Diese Ernährung untergräbt je-

Die industrialisierte Ernährung macht auf Dauer jeden krank.

den Oxidationsschutz. Damit sind den hohen oxidativen Umweltbelastungen die besten Angriffsflächen gegeben mit katastrophalen Folgen für die Gesundheit der Bevölkerung.

Sehen wir doch einmal hin, wie das so vor sich geht mit der industriellen Herstellung unserer Nahrungsprodukte. Der intensiv betriebenen Landwirtschaft ist es überzeugend gelungen, ihren pflegeleichten und schnellwachsenden Produkten das meiste an Geschmack auszutreiben. Der letzte Rest an Geschmack von Blumenkohl, Sellerie oder Hühnchen bleibt dann irgendwo zwischen Fließbändern und Maschinenstraßen auf der Strecke, wie ein kritisch eingestellter Zeitgenosse formuliert (128). »Eine »Hühner-Suppe mit Nudeln« aus dem Hause Knorr beispielsweise enthält nur zwei Gramm »Trockenhuhn« in Form von Kügelchen. Das entspricht gerade mal sieben Gramm vom Fleisch eines echten Federviehs (»Nasshuhn« genannt). Damit kann natürlich kein Koch der Welt Hühnerge-schmack in vier Teller Suppe zaubern. Knorr kann das – mit einem Gramm »Aroma«, dem Geschmack aus der Fabrik« (128).

Der bekannteste Aromastoff ist »Glutamat«, als Auslöser des »China-Restaurant-Syndroms« berüchtigt. Glutamat fin-det sich in zahllosen Produkten des Supermarkts unter den verschiedensten Tarnbezeichnungen von »E 621« bis »E 625« oder versteckt sich hinter den freundlichen Bezeichnungen »Würze« oder schlicht »Aroma«. Glutamat ist ein »Neuro-Transmitter«, ein Nervenbotenstoff, der besonders im Hypothalamus angereichert ist. Im Hypothalamus finden sich die Regulationszentren von Sympathikus und Para-sympathikus, hier koordinieren sich Wahrnehmung und Gefühl mit der Steuerung von Herz, Kreislauf, Atmung und Verdauung, und von hier wird die Hypophyse, die hor-monelle Zentralstelle, mit Befehlen gefüttert. Die gesund-heitlichen Auswirkungen der Überschwemmung mit diesem angeblichen »Geschmacksverstärker« sind keineswegs abgeklärt. Eine unheilvolle Rolle bei den »neuro-degene-rativen« Erkrankungen, die in den letzten Jahren sprung-haft angestiegen sind, bei Multipler Sklerose, Parkinson und Alzheimer, wird vermutet.

Und noch einmal die »Omega-3-Fette«. Ihre Bedeutung für den Herzkranken kam zur Sprache. Mangel an Omega-3-Fettsäuren wird auch mit Verlust an geistiger Leistung und Depression in enge Verbindung gebracht. Omega-3-Fette sind sehr empfindlich und verkürzen die Haltbarkeit der Produkte erheblich. Deshalb verzichtet die industrielle Nahrungsmittelproduktion zunehmend auf diese wertvollen Störenfriede.

Die industriellen Produkte sind zwangsläufig auf Haltbarkeit angelegt. Längere Lagerung vernichtet die B-Vitamine, B6 ist lichtanfällig und die wichtige »Folsäure« luftanfällig. Mangel an B-Vitaminen disponiert sowohl zur Herzkrankheit als auch zu Alzheimer und Depression.

Hier ist Selbsthilfe gefragt, sich möglichst weitgehend mit frischen Produkten zu versorgen, was natürlich auch eine Kostenfrage ist. Und hier ist ein politischer Konsens gefragt, der eine derart abartige und gesundheitsschädliche Nahrungsmittelherstellung unterbindet.

Ausblick

Ausblick

Zunächst die Bilanz:

In der folgenden Tabelle sind die wichtigsten Behandlungsmaßnahmen für Herzpatienten nach ihrer »NNT/Jahr« aufgelistet. Als Behandlungsziel gilt ausschließlich die Verbesserung der Lebenserwartung. Die »NNT/Jahr« (»Number Needed to Treat«/Jahr) erfasst deshalb in dieser Tabelle die Anzahl an Patienten, die sich einer bestimmten Behandlung zu unterziehen haben, damit ein Leben pro Jahr gerettet wird. Je geringer diese Zahl, desto wirksamer trägt diese Maßnahme zur Lebensverlängerung der Infarktpatienten bei. Die angeführten Studien sind alle zuvor besprochen worden. Maßnahmen zur Akutbehandlung des Herzinfarkts finden keine Berücksichtigung.

Rangliste der wichtigsten Behandlungsmaßnahmen für Herzpatienten nach ihrer Auswirkung auf die Lebenserwartung. »NNT/Jahr« = die Anzahl an Patienten, die behandelt werden muss, um ein Leben pro Jahr zu retten.

* Dreigefäßkrankheit = hochgradige Verengungen in allen drei Kranzarterien

Die Bilanz

	Mit Verbesserung der Lebenserwartung in „NNT/Jahr"	Ohne Verbesserung der Lebenserwartung
Ernährung, asiatisch (120)	12	
Emotionale Unterstützung (104)	22	
Bypass-Operation bei Dreigefäßkrankheit* **mit** Herzbeschwerden (nach European Study [45])	43	
Ernährung, mediterran (70)	47	
Ernährung, fischreich (115)	59	
Rauchen aufgeben (97)	65	
Beta-Blocker, nach Infarkt für 6 bis 18 Monate (121)	83	
Regelmäßige körperliche Aktivität (101)	136	
»ASS« nach Herzinfarkt (124)	158	
Cholesterinsenker (»Statine«) (nach »Heart Protection Study« [68])	277	
Cholesterinsenker (»Statine«) (nach »ASCOT-Studie« [66] und »MIRACL-Studie« [67])		✳
»ACE-Hemmer« (nach »EUROPA-Studie« [123])		✳
Blutdrucksenkung, medikamentös (nach »Syst-Eur-Studie« [86])		✳
Blutzuckereinstellung, medikamentös (nach »UDGP-Studie« [90] und »UKPDS« [91])		✳
Bypass-Operation bei Dreigefäßkrankheit* **ohne** Herzbeschwerden (nach »VA-Studie« [43], »CASS« [41,42] und weiteren Studien [46,47])		✳
Ballon-Katheter (nach »RITA 2« [51], Meta-Analysen [52,53,54] und »RITA 3« [55])		✳

Gegen eine solche Auflistung mag es methodische Einwände geben. Die einzelnen Angaben zur »NNT« sollten nicht wie das Amen in der Kirche gewertet werden, sie dienen der Orientierung. Eine solche Aufstellung hat jedoch den enormen Vorteil, die unterschiedlichsten Behandlungsansätze miteinander vergleichen zu können. Und sie ist auf das für den Patienten wichtigste und das wissenschaftlich »härteste« Kriterium ausgerichtet, auf das Sterberisiko. Was verlangt man mehr von einer Behandlung, als dass sie dazu beitragen soll, das Leben zu verlängern?

Tabellenführer ist eindeutig die Ernährung gefolgt von emotionaler Unterstützung. Die Ernährung hat die stärksten Auswirkungen auf das Schicksal der Herzpatienten. Dies gilt allerdings nicht für die offizielle, aufs Cholesterin fixierte Richtlinie, sondern für die modernen Konzepte, die auf altbewährten Ernährungsformen basieren. Die auf Platz zwei folgende emotionale Unterstützung ist individuell und bedarfsgerecht ausgerichtet. Auf diese Thematik wurde eingehend eingegangen.

Im Mittelfeld tummeln sich das »Stop smoking!«, regelmäßige körperliche Aktivität, »Beta-Blocker« in den ersten Monaten nach einem Infarkt und die langfristige Einnahme von »ASS 100« nach einem Herzinfarkt. Leider liegen bisher keine entsprechenden Daten für die Wirkung der chinesischen oder indischen Medizin bei Herzpatienten vor. Der starke heilsame Effekt regelmäßiger Atemübungen, der von einer holländischen Arbeitsgruppe bei Infarktpatienten erzielt wurde (109), lässt vermuten, dass Akupunktur, Qi-Gong, Yoga und ayurvedische Behandlung wahrscheinlich im oberen Mittelfeld anzusiedeln sind. Das gilt es natürlich zu belegen. Umrahmt von schonenden Maßnahmen der Lebensführung findet sich die

Bypass-Operation bei Patienten mit Dreigefäßerkrankung und stärkeren Beschwerden sozusagen wie die »Axt im Walde« auf einem der vorderen Tabellenplätze. Wie ausführlich diskutiert, trägt erhebliche »Placebo-Arbeit« der Patienten zu diesem Ergebnis bei.

Die Cholesterinsenker bilden den Übergang in die Abstiegszone. Alles, was nicht zur Steigerung der Lebenserwartung beitragen kann, hat in der oberen Liga nichts verloren. In der unteren Hälfte finden sich die meisten Medikamente, die ein Herzkranker heutzutage täglich schluckt. Hier sind auch die Juwele der heutigen Herzmedizin angesiedelt, die Bypass-Operation (bei Patienten mit gleichem Gefäßbefund wie oben, nur ohne Beschwerden) und der Ballon-Katheter, die erwiesenermaßen nicht geeignet sind, das Leben der Herzkranken zu verlängern.

Diese Bilanz will in ihrer ganzen Tragweite erfasst werden. Allgemeine Maßnahmen zu einer gesunden Lebensführung rangieren weit über der High-Tech-Medizin. Mit einer gesunden Ernährung, mit zwischenmenschlicher Unterstützung und Entspannung, dem Verzicht aufs Nikotin und regelmäßiger körperlicher Aktivität, ergänzt durch eine sparsame Medikation kann effektiv dazu beigetragen werden, die Lebensspanne der Patienten zu verlängern. Diese Maßnahmen stärken das Wohlbefinden der Patienten und können das Leben erheblich bereichern.

Mit dem Arsenal an Chemie, das ein Herzpatient täglich zu sich nimmt, mit Katheter und Operation können die Herzbeschwerden in der Regel wirkungsvoll bekämpft werden. Allein der regelmäßige Medikamentenkonsum garantiert, dass das Wohlbefinden der Patienten dadurch nicht wesentlich verbessert wird. Und vor allem, all dies trägt nur ausnahmsweise zur Lebensverlängerung bei.

Wenn die schulmedizinischen Maßnahmen in der Tendenz eher dazu beitragen, Symptome zu kurieren, ohne wirklich ursächlich zu helfen, dann steht natürlich das zugrundeliegende Behandlungskonzept in Frage. Die Fixierung auf die kritischen Kranzgefäßverengungen, die Fixierung aufs Cholesterin führen offensichtlich nicht weiter. Mit dem geschwächten Parasympathikus und dem oxidativen Stress

Kampflos wird die High-Tech-AG das Feld nicht räumen.

sind zwei Phänomene erkannt, die wesentlich zur Entstehung der Herzkrankheit beitragen. Alle in diesem Schlusskapitel besprochenen Behandlungsmaßnahmen stärken entweder den Parasympathikus oder vermindern die oxidative Stressbelastung oder wirken auf beide Faktoren ein. Niemand behauptet, dass mit dem Paar aus Parasympathikus und oxidativem Stress das letzte Wort zur Infarktentstehung gesprochen ist. Warum sollen in Zukunft nicht noch andere wichtige Faktoren aufgedeckt werden? Sicher ist allerdings, dass der herrschende koronar fixierte Ansatz überwunden werden muss, will man in der Behandlung erfolgreich sein.

Diese Bilanz bezieht sich nicht auf die Behandlung des akuten Herzinfarkts. Der Wert intensivmedizinischer Maßnahmen soll in keiner Form in Frage gestellt werden. Diese Bilanz bezieht sich auf die Bemühungen, das Auftreten eines Herzinfarkts überhaupt oder eines weiteren Infarkts zu vermeiden und dadurch das Leben der Patienten zu verlängern. Es geht um das Grundsätzliche, die Behandlung der Ursachen. Freiwillig wird die »High-Tech-AG« allerdings nicht ihre Koffer packen. Dafür wird auf dem Markt, den die pharmakologische und technologische Behandlung der Herzpatienten darstellt, zuviel Geld bewegt. Mehr als 10 Milliarden Dollar Umsatz pro Jahr für ein Medikament, das in unserer Tabelle den ersten Abstiegsplatz belegt, machen die Dimension klar, um die es geht.

In Bezug auf die Pharmaindustrie formulierte kürzlich die ehemalige Chefredakteurin des »New England Journal of Medicine«, eines der weltweit renommiertesten Fach-Journale: »Diese Industrie nutzt ihren Reichtum und ihre Macht, um jede Institution zu verbiegen, die ihr im Wege stehen könnte, einschließlich Parlament, Behörden, Universitäten und dem Ärztestand« (129). Kampflos wird sich an der herrschenden Behandlungsrichtlinie nichts ändern.

Was ergibt sich an Konsequenzen? Der Herzpatient sollte zuerst in enger Zusammenarbeit mit seinem Lebenspartner seine Ernährung ändern. Er sollte in emotionaler Hinsicht gut für sich sorgen. Dazu gehört auch ein Hausarzt, dem er Vertrauen schenkt. Er sollte sich regelmäßig bewegen und sich umsehen, ob nicht die Angebote an chinesischer Medizin oder Yoga, die es mittlerweile im ganzen Land gibt, nicht auch etwas für ihn sind. Er sollte sozusagen aus all den großartigen Möglichkeiten, die ihm zu seiner Gesundheit, seinem Wohlbefinden und zur Aussicht auf ein langes Leben zur Verfügung stehen, das Beste für sich heraussuchen.

Eine kritische Auseinandersetzung innerhalb der Ärzteschaft erscheint unumgänglich, wenn sich in der Behandlung Herzkranker grundsätzlich etwas ändern soll. Viele

Ärzte, in allen Fachrichtungen, sind mit der herrschenden Entwicklung unzufrieden. Viele können sich wahrscheinlich mit der in diesem Buch verfolgten Linie anfreunden. Falls dieses Buch kaum gelesen wird, wird die Schulmedizin gnädig zu diesen Zeilen schweigen. Sollte jedoch tatsächlich Bewegung in die Sache kommen, muss im Interesse der Patienten gestritten werden. Dann werden universitäre Autoritäten nicht zögern, diesen Ansatz für kompletten Unsinn und für gefährlich zu erklären. Dann wäre es allerdings gut, wenn sich möglichst viele kritische Geister in die Arena trauen würden.

Schließlich ist die kritische Öffentlichkeit gefragt. Ein Außenstehender wird wahrscheinlich viel eher als ein im Lehrkorsett eingebundener Mediziner bereit sein, klare Konsequenzen zu ziehen. Wenn etwas nicht richtig hilft und auch die Theorie wackelt, dann sollte man schleunigst Änderung herbeiführen. Alle Welt redet von den Lohnnebenkosten und hier werden genau diese Kosten für Maßnahmen verpulvert, die dem Infarktpatienten nicht entscheidend helfen.

Mehrfach ist auf die Notwendigkeit gesundheitspolitischer Konsequenzen hingewiesen worden. Es ist an den Aufbau eines Hilfsnetzes zur bedarfsgerechten emotionalen Unterstützung der Herzpatienten und womöglich auch anderer Patienten zu denken. Überlegt werden muss, in welcher Form für periodische Entgiftung, für die notwendige Entschlackung der zahlreichen Umwelttoxine gesorgt werden kann, die sich im Organismus einer Industriebevölkerung regelmäßig ansammeln. Um den Herzinfarkt als Volkskrankheit Nummer eins zurückzudrängen, muss die oxidative Belastung mit Industrie- und Autoabgasen weiter gesenkt werden, muss dem Feinstaub energisch begegnet werden und muss schließlich der Nahrungsmittelindustrie ganz anders als bisher auf die Finger geklopft werden. Das alles ist von grundlegender gesundheitspolitischer und volkswirtschaftlicher Bedeutung.

Wenn beim Patienten, in der Medizin und in der Öffentlichkeit in diesem Sinn etwas in Bewegung kommen sollte, wäre das ein wahrhaftiger Aufbruch zu einem neuen Ufer. Die Besinnung einer modernen Medizin auf das menschliche Maß sollte reiche Früchte tragen.

Orientierende Skizze zur Anatomie des Herzens

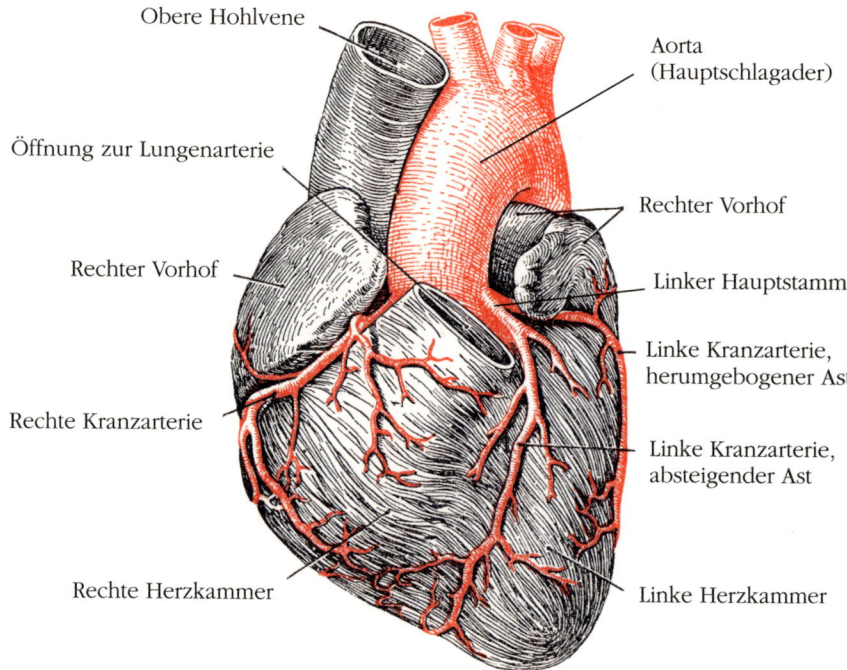

Obere Hohlvene

Öffnung zur Lungenarterie

Rechter Vorhof

Rechte Kranzarterie

Rechte Herzkammer

Aorta (Hauptschlagader)

Rechter Vorhof

Linker Hauptstamm

Linke Kranzarterie, herumgebogener Ast

Linke Kranzarterie, absteigender Ast

Linke Herzkammer

Literatur

1   Airaksinen K, Käheimo MJ, Linnaluoto MK, Niemelä M, Takkunen JT (1987) Impaired vagal heart rate control in coronary artery disease. Br Heart J 58:592-597

2   Sroka K, Peimann C-J, Seevers H (1997) Heart Rate Variability in Myocardial Ischemia During Daily Life. J Elecrtocardiol 30:45-56

3   Kop WJ, Verdino RJ, Gottdiener JS, O'Leary ST, Merz CNB, Krantz DS (2001) Changes in heart rate and heart rate variability before ambulatory ischemic events. J Am Coll Cardiol 38:742-749

4   Kochiadakis GE, Marketou ME, Igoumenidis NE, Simantirakis EN, Parthenakis FI, Manios EG, Vardas PE (2000) Autonomic nervous system activity before and during episodes of myocardial ischemia in patients with stable coronary artery disease during daily life. PACE 23:2030-2039

5   Rich MW, Saini JS, Kleiger RE, Carney RM, teVelde A, Freedland KE (1988) Correlation of Heart Rate Variability with Clinical and Angiographic Variables and Late Mortality After Coronary Angiography. Am J Cardiol 62:714-717

6   Takase B, Kurita A, Noritake M, Uehata A, Maruyama T, Nagayoshi H, Nishioka T, Mizuno K, Nakamura H (1992) Heart Rate Variability in Patients With Diabetes Mellitus, Ischemic Heart Disease, and Congestive Heart Failure. J Electrocardiol 25:79-88

7   Nolan J, Flapan AD, Reid J, Neilson JM, Bloomfield P, Ewing DJ (1994) Cardiac parasympathetic activity in severe uncomplicated coronary artery disease. Br Heart J 71:515-520

8   Airaksinen KEJ, Ikäheimo J, Huikuri HV, Linnaluoto MK, Takkunen TJ (1993) Responses of Heart Rate Variability to Coronary Occlusion During Coronary Angioplasty. Am J Cardiol 72:1026-1030

9   Huang J, Sopher M, Leatham E, Redwood S, Camm J, Kaski JC (1995) Heart rate variability depression in patients with unstable angina. Am Heart J 130:772-779

10 Kleiger RE, Miller JPh, Bigger Th, Moss AJ, Multicenter Postinfarction Research Group (1987) Decreased heart rate variability and its association with increased mortality after acute myocardial infarction. Am J Cardiol 59:256-262

11 Hartikainen JE, Malik M, Staunton A, Poloniecki J, Camm AJ (1996) Distinction Between Arrhythmic and Nonarrhythmic Death After Acute Myovcardial Infarction Based on Heart Rate Variability, Signal-Averaged Electrocardiogram, Ventricular Arrhythmias and Left Ventricular Ejection Fraction. J Am Coll Cardiol 28:296-304

12 Tsuji H, Larson MG, Venditti FJ, Manders ES, Evans JC, Feldman CL, Levy D (1996) Impact of Reduced Heart Rate Variability on Risk for Cardiac Events. The Framingham Heart Study. Circulation 94:2850-2855

13   Liao D, Cai J, Rosamond WD, Barnes RW, Hutchinson RG, Whitsel EA, Rautaharju P, Heiss G (1997) Cardiac Autonomic Function and Incident Coronary Heart Disease: A Population-based Case-Cohort Study. The ARIC Study. Am J Epidemiol 145:696-706

14   Sroka K (2004) On the genesis of myocardial ischemia. Z Kardiol 93:768-783

15   Cohen LS, Elliott WC, Klein MD, Gorlin R (1966) Coronary Heart Disease. Clinical, Cinearteriographic and Metabolic Correlations. Am J Cardiol 17:153-168

16   Parker JO, Chiong MA, West RO, Case RB (1969) Sequential Alterations in Myocardial Lactate Metabolism, S-T Segments, and Left Ventricular Function During Angina Induced by Atrial Pacing. Circulation 40:113-13

17   Helfant RH, Forrester JS, Hampton JR, Haft JI, Kemp HG, Gorlin R (1970) Coronary Heart Disease. Differential Hemodynamic, Metabolic, and Electrocardiographic Effects in Subjects With and Without Angina Pectoris During Atrial Pacing. Circulation 42:601-610

18   Daubert JC, Feuillu A, Pony JC, Gouffault J (1975) Etude comparative des criteres metaboliques de l'ischemie myocardique aigue en clinique humaine. Arch Mal Cœur 68:599-605

19   Sroka K (2002) Herzinfarkt vermeiden. Neue Wege zur Vorbeugung und Heilung. Psychosozial-Verlag, Gießen

20   Martin GJ, Magid NM, Myers G, Barnett PS, Schaad JW, Weiss JS, Lesch M, Singer DH (1987) Heart Rate Variability and Sudden Death Secondary to Coronary Artery Disease During Ambulatory Electrocardiographic Monitoring. Am J Cardiol 60:86-89

21   Singer, DH, Martin GH, Magid N, Weiss JS, Schaad JW, Ke-
      hoe R, Zheutlin T, Fintel DJ, Hsieh AM, Lesch M (1988)
      Low Heart Rate Variability and Sudden Cardiac Death.
      J Electrocardiol Suppl: S46-S55

22   Kuklinski B (2004) Zum Petkau-Effekt des Superoxids.
      Diagnostik- und Therapiezentrum für umweltmedizini-
      sche Erkrankungen. Rostock

23   Kuklinski B (1995) Antioxidantien in der prophylakti-
      schen und kurativen Medizin. In: Ernährung und Im-
      munfunktion, pp 10-17. Medizinische Public Relations,
      Gräfelfink

24   Kratz M, Cullen P, Kannenberg F, Kassner A, Fobker M,
      Abuja PM, Assmann G, Wahrburg U (2002) Effects of
      dietary fatty acids on the composition and oxidizability
      of low-density lipoprotein. Eur J Clin Nutr 56:72-81

25   Reaven PD, Witztum JL (1996) Oxidized Low Density
      Lipoproteins in Atherogenesis: Role of Dietary Modifica-
      tion. Annu Rev Nutr 16:51-71

26   Dunbar HF (1942) Psychosomatic Diagnoses. Hoeber,
      New York-London, 1948, 4.Ed:293-337

27   Rosenman RH, Friedman M, Straus R, Wurm M, Jenkins
      CD, Messinger HB (1966) Coronary heart disease in the
      Western colloborative group study. A follow-up experi-
      ence of two years. JAMA 195:86-92

28   Kits van Heijningen H, Treurniet N (1966) Psychodynam-
      ic Factors In Acute Myocardial Infarction. Int J Psycho-
      Anal 47: 370-374

29   Bloch A, Bersier AL (1979) Die Psychologie des Koro-
      narpatienten. Folia psychopractica, Hoffmann-La Roche,
      Basel

30   Rozanski A, Blumenthal JA, Kaplan J (1999) Impact of Psychological Factors on the Pathogenesis of Cardiovascular Disease and Implications for Therapy. Circulation 99:2192-2217

31   Arlow JA (1945) Identification mechanisms in coronary occlusion. Psychosomatic Medicine 7:195-209

32   Lynch JJ (1979) Das gebrochene Herz. Rowohlt Verlag, Reinbek bei Hamburg.

33   Ambrose JA, Tannenbaum M, Alexopoulos D, Hjemdahl-Monsen CE, Leavy J, Weiss M, Borrico S, Gorlin R, Fuster V (1988) Angiographic Progression of Coronary Artery Disease and the Development of Myocardial Infarction. J Am Coll Cardiol 12:56-62

34   Wartman WB, Hellerstein HK (1948) The Incidence of Heart Disease in 2,000 Consecutive Autopsies. Ann Intern Med 28:41-65

35   Baroldi G, Scomazzoni G (1967) Coronary circulation in the normal and pathologic heart. American Registry of Pathology, Armed Forces Institute of Pathology, Government Printing Office. Washington, D.C.

36   Baroldi G (1971) Functional morphology of the anastomotic circulation in human cardiac pathology. Methods Ach Exp Pathol 5:438-473

37   Baroldi G (1973) Coronary heart disease: Significance of the morphologic lesions. Am Heart J 85:1-5

38   Baroldi G, Silver MD, Mariani F, Giuliano G (1988) Correlation of morphological variables in the coronary atherosclerotic plaque with clinical patterns of ischemic heart disease. Am J Cardiov Path 2:159-172

39   Baroldi G, Silver MD (1995) Sudden death in ischemic heart disease. An alternative view on the significance of morphologic findings. RG Landes Co, Springer-Verlag, New York, Heidelberg

40   Khouri EM, Gregg DE, Lowensohn HS (1968) Flow in the major branches of the left coronary artery during experimental coronary insufficiency in the unanesthetized dog. Circulation Res 23:99-109

41   CASS Principal Investigators and Their Associates (1984) Myocardial Infarction and Mortality in the Coronary Artery Surgery Study (Cass) Randomized Trial. N Engl J Med 310:750-758

42   Alderman EL, Bourassa MG, Cohen, LS, Davis KB, Kaiser GG, Killip T, Mock MB, Pettinger M, Robertson TL, for the CASS Investigators (1990) Ten-Year Follow-up of Survival and Myocardial Infarction in the Randomized Coronary Artery Surgery Study. Circulation 82:1629-1646

43   Murphy ML, Hultgren HN, Detre K, Thomsen J, Takaro T and Participants of the Veterans Administration Cooperative Study (1977) Treatment of Chronic Stable Angina. N Engl J Med 297:621-627

44   Takaro T, Peduzzi P, Detre KM, Hultgren HB, Murphy ML, Bel-Kahn, J, Thomsen J, Meadows WR (1982) Survival in Subgroups of Patients with Left Main Coronary Artery Disease. Veterans Administration Cooperative Study of Surgery for Coronary Arterial Occlusive Disease. Circulation 66:14-21

45   European Coronary Surgery Study Group (1982) Long-Term Results of Prospective Randomised Study of Coronary Artery Bypass Surgery in Stable Angina Pectoris. Lancet ii:1173-1180

46 Hammermeister KE, DeRouen TA, Dodge HT (1980) Effect of coronary surgery on survival in asymptomatic and minimally symptomatic patients. Circulation 62:Suppl 1:I-98-102

47 Norris RM, Agnew TM, Brandt PW, Graham KJ, Hill DG, Kerr AR, Lowe, JB, Roche AHG, Whitlock RML, Barratt-Boyes BG (1981) Coronary Surgery After Recurrent Myocardial Infarction: Progress of a Trial Comparing Surgical with Nonsurgical Management for Asymptomatic Patients with Advanced Coronary Disease. Circulation 63:785-792

48 Block TA, Murray JA, English MT (1977) Improvement in exercise performance after unsuccessful myocardial revascularization. Am J Cardiol 40:673-680

49 Detre K, Takaro T, Hultgren H, Peduzzi P, and the Study Participants (1985) Long-term mortality and morbidity results of the Veterans Administration randomized trial of coronary artery bypass surgery. Circulation 72 (suppl V):V84-V89

50 Varnauskas E, and the European Coronary Surgery Study Group (1985) Survival, myocardial infarction, and employment status in a prospective randomized study of coronary bypass surgery. Circulation 72 (suppl V):V90-V101

51 RITA-2 trial participants (1997) Coronary angioplasty versus medical therapy for angina: the second Randomised Intervention Treatment of Angina (RITA-2) trial. Lancet 350:461-468

52 Bucher HC, Hengstler P, Schindler C, Guyatt GH (2000) Percutaneous transluminal coronary angioplasty versus medical treatment for non-acute coronary heart disease: meta-analysis of randomised controlled trials. Br Med J 321:73-77

53   Brophy JM, Belisle P, Joseph L (2003) Evidence for Use of Coronary Stents. A Hierarchical Bayesian Meta-Analysis. Ann Intern Med 138:777-786

54   Mercado N, Maier W, Boersma E, Bucher C, de Valk V, O'Neill WW, Gersh BJ, Meier B Surruys PW Wijns W (2003) Clinical and angiographic outcome of patients with mild coronary lesions treated with balloon angioplasty or coronary stenting. Implications for mechanical plaque sealing. Eur Heart J 24:541-551

55   RITA-3 investigators (2002) Interventional versus conservative treatment for patients with unstable angina and non-ST-elevation myocardial infarction: the British Heart Foundation RITA 3 randomised trial. Lancet 360:743-751

56   Parasassi T, Giusti AM, Raimondi M, Ravagnan G, Sapora O, Gratton E (1995) Cholesterol protects the phospholipid bilayer from oxidative damage. Free Radical Biol Med 19:511-516

57   Schettler G: Lipidosen. In: Bergmann G, Frey W, Schwiegk H (Hrsg): Handbuch der Inneren Medizin. 4. Aufl. Bd VII/2, pp 690-691. Springer, Berlin-Göttingen-Heidelberg 1955

58   Kupari M, Virolainen J, Koskinen P, Tikkanen MJ (1993) Short-Term Heart Rate Variability and Factors Modifying the Risks of Coronary Artery Disease in a Population Sample. Am J Cardiol 72:897-903

59   Christensen JH, Toft E, Christensen MS, Schmidt EB (1999) Heart Rate variability and plasma lipids in men with and without ischaemic heart disease. Atherosclerosis 145:181-186

60   Ravnskov U (1992) Cholesterol lowering trials in coronary heart disease: frequency of citation and outcome. Br Med J 305:15-19

61 Smith GD, Pekkanen J (1992) Should there be a moratorium on the use of cholesterol lowering drugs? Br Med J 304:431-434

62 Epstein FH (1992) Low serum cholesterol, cancer and other noncardiovascular disorders. Atherosclerosis 94:1-12

63 Schatz IJ, Masaki K, Yano K, Chen R, Rodriguez, BL, Curb JD (2001) Cholesterol and all-cause mortality in elderly people from the Honolulu Heart Program: a cohort study. Lancet 358:351-355

64 Weverling-Rijnsburger AWE, Blauw GJ, Lagaay AM, Knook DL, Meinders AE, Westendorp RGJ (1997) Total cholesterol and risk of mortality in the oldest old. Lancet 350:1119-1123

65 Song YM, Sung J, Kim JS (2000) Which Cholesterol Level is related to the Lowest Mortality in a Population with Low Median Cholesterol Level: A 6.4-Year Follow-up Study of 482,472 Korean Men. Am J Epidemiol 151:739-747

66 Sever PS, Dahlöf B, Poulter NR, Wedel H, Beevers, G, Caulfield M, Collilns R, Kjeldsen SE, Kristinsson A, Mcinnes GT, Mehlsen J, Nieminen M, O'Brien E, Östergren J, for the ASCOT (2003) Prevention of coronary and stroke events with atorvastatin in hypertensive patients who have average or lower-than-average cholesterol concentrations, in the Anglo-Scandinavian Cardiac Outcomes Trial - Lipid Lowering Arm (ASCOT-LLA):a multicentre randomised controlled trial. Lancet 361:1149-1158

67 Schwartz G, Olsson AG, Ezekowitz MD, Ganz P, Oliver MF, Waters D, Zeiher A, Chaitman BR, Leslie S, Stern T, for the Myocardial Ischemia Reduction with Aggressive Cholesterol Lowering (MIRACL) Study Investigators (2001) Effects of Atorvastatin on Early Recurrent Ischemic Events in Acute Coronary Syndromes. The MIRACL Study: A Randomized Controlled Trial. JAMA 285:1711-1718

68 Heart Protection Study Collaborative Group (2002) MRC/BHF Heart Protection Study of cholesterol lowering with simvastatin in 20 536 high-risk individuals: a randomised placebo-controlled trial. Lancet 360:7-22

69 Heart Protection Study Collaborative Group (2002) MRC/BHF Heart Protection Study of antioxidant vitamin supplementation in 20 536 high-risk individuals: a randomised placebo-controlled trial. Lancet 360:23-33

70 Lorgeril M de, Renaud S, Mamelle N, Salen P, Martin J-L, Monjaud I, Guidollet J, Touboul P, Delaye J (1994) Mediterranean alpha-linolenic acid-rich diet in secondary prevention of coronary heart disease. Lancet 343:1454-1459

71 Ignarro LJ, Napoli C, Loscalzo J (2002) Nitric Oxide Donors and Cardiovascular Agents Modulating the Bioactivity of Nitric Oxide. Circ Res 90:21-28

72 Laufs U, La Fata V, Plutzky J, Liao JK (1998) Upregulation of Endothelial Nitric Oxide Synthase by HMG CoA Reductase Inhibitors. Circulation 97:1129-1135

73 Wilson SH, Simari RD, Best PJM, Peterson TE, Lerman LO, Aviram M, Nath KA, Holmes DR, Lerman A (2001) Simvastatin Preserves Coronary Endothelial Function in Hypercholesterolemia in the Absence of Lipid Lowering. Arterioscler Thromb Vasc Biol 21:122-128

74 Lefer AM, Scalia R, Lefer DJ (2001) Vascular effects of HMG CoA-reductase inhibitors (statins) unrelated to cholesterol lowering: new concepts for cardiovascular disease. Cardiovasc Res 49:281-287

75 LaRosa JC, Grundy SM, Waters DD, Shear C, Barter P, Fruchart J-C, Gotto Am, Greten H, Kastelein JJP, Shepherd J, Wenger NK, for the Treating to New Targets (TNT) Investigators (2005) Intensive Lipid Lowering with Atorvastatin in Patients with Stable Coronary Disease. N Engl J Med 352:1425-1435

76   Stampfer MJ, Hennekens CH, Manson JE, Colditz GA, Rosner B, Willett WC (1993) Vitamin E Consumption and the Risk of Coronary Disease in Women. N Engl J Med 328:1444-1449

77   Knekt P, Reunanen A, Järvinen R, Seppänen R, Heliövaara M, Aromaa A (1994) Antioxidant Vitamin Intake and Coronary Mortality in a Longitudinal Population Study. Am J Epidemiol 139:1180-1189

78   Losonczy KG, Harris TB, Havlik RJ (1996) Vitamin E and vitamin C supplement use and risk of all-cause and coronary heart disease mortality in older persons: the Established Populations for Epidemiologic Studies of the Elderly. Am J Clkin Nutr 64:190-196

79   Kushi LH, Folsom AR, Prineas RJ, Mink PJ, Wu Y, Bostick RM (1996) Dietary Antioxidant Vitamins and death from Coronary Heart Disease in Postmenopausal Women. N Engl J Med 334:1156-1162

80   Stephens NG, Parsons A, Schofield PM, Kelly F, Cheeseman K, Mitchinson MJ, Brown MJ (1996) Randomised controlled trial of vitamin E in patients with coronary disease: Cambridge Heart Antioxidant Study (CHAOS). Lancet 347:781-786

81   Waters DD, Alderman, EL, Hsia J, Howard BV, Cobb FR, Rogers WJ, Ouyang P, Thompson P, Tardif JC, Higginson L, Bittner V, Steffes M, Gordon DJ, Proschan M, Younes N, Verter JI (2002) Effects of Hormone Replacement Therapy and Antioxidant Vitamin Supplements on Coronary Atherosclerosis in Postmenopausal Women. JAMA 288:2432-2440

82   Öhrvall M, Sundlöf G, Vessby B (1996) Gamma, but not alpha, tocopherol levels in serum are reduced in coronary heart disease patients. J Intern Med 239:111-117

83 Cooney RV, Franke AA, Harwood PJ, Hatch-Pigott V, Custer LJ, Mordan LJ (1993) Gamma-Tocopherol detoxification of nitrogen dioxide: Superiority to alpha-tocopherol. Proc Natl Acad Sci USA 980:1771-1775

84 Christen S, Woodall AA, Shigenaga MK, Southwell-Keely PT, Duncan MW, Ames BN (1997) Gamma-Tocopherol traps mutagenic electrophiles such as NOx and complements alpha-tocopherol: Physiological implications. Proc Natl Acad Sci USA 94:3217-3222

85 van den Hoogen PCW, Feskens EJM, Nagelkerke NJD, Menotti A, Missinen A, Kromhout D for the Seven Countries Study Research Group (2000) The relation between blood pressure and mortality due to coronary heart disease among men in different parts of the world. N Engl J Med 342:1-8

86 Staessen JA, Fagard R, Thijs L, Celis H, Arabidze GG, Birkenhöger WH, Bulpitt CJ, de Leeuw PW, Dollery CT, Fletcher AE, Forette F, Leonetti G, Nachev C, O'Brien ET, Rosenfeld J, Ridicio JL, Tuomilehto J, Zanchetti A, for the Systolic Hypertension in Europe (Syst-Eur) Trial Investigators (1997) Randomised double-blind comparison of placebo and active treatment for older patients with isolated systolic hypertension. Lancet 350:757-764

87 Kohara K, Nishida W, Magauchi M, Hiwada K (1995) Autonomic Nervous Function in Non-dipper Essential Hypertensive Subjects. Evaluation by Power Spectral Analysis of Heart Rate Variability. Hypertension 26:808-814

88 Huikuri HV, Ylitalo A, Pikkujamsa SM, Ikaheimo MJ, Airaksinen KE, Rantala AO, Kesaniemi YA (1996) Heart rate variability in systemic hypertension. Am J Cardiol 77:1073-1077

89 Rees DD, Palmer RMJ, Moncada S (1989) Role of endo-thelium-derived nitric oxide in the regulation of blood pressure. Proc Natl Acad Sci USA 86:3375-3378

90 The University Group Diabetes Program (UGDP) (1982) Effects of Hypoglycemic Agents on Vascular Complications in Patients with Adult-Onset Diabetes. Diabetes 31:Suppl 5:1-81

91 UK Prospective Diabetes Study (UKPDS) Group (1998) Intensive blood-glucose control with sulphonylureas or insulin compared with conventional treatment and risk of complications in patients with type 2 diabetes (UKPDS 33). Lancet 352:837-853

92 Balon TW, Nadler JL (1994) Nitric oxide release is present from incubated skeletal muscle preparations. J Appl Physiol 77:2519-2521

93 Young ME, Radda GK, Leighton B (1997) Nitric oxide stimulates glucose transport and metabolism in rat skeletal muscle in vitro. Biochem J 322:223-228

94 Steinberg HO, Chaker H, Leaming R, Johnson A, Brechtel G, Baron AD (1996) Obesity/Insulin Resistance is Associated with Endothelial Dysfunction. Implications for the Syndrome of Insulin Resistance. J Clin Invest 97:2601-2610

95 Petrie JR, Ueda S, Webb DJ, Elliott HL, Connell JMC (1996) Endothelial Nitric Oxide Production and Insulin Sensitivity. A Physiological Link with Implications for Pathogenesis of Cardiovascular Disease. Circulation 93:1331-1333

96 Matt P, Bernet R, Zerkowski H-R (2005) Herzchirurgie im fortgeschrittenen Lebensalter. Dtsch Arztebl 102:A1056-1060

97 Wilson K, Gibson N, Willan A, Cook D (2000) Effect of Smoking on Mortality After Myocardial Infarction. Meta-Analysis of Cohort Studies. Arch Intern Med 160:939-944

98 Carr A (2000) Endlich Nichtraucher! Goldmann Taschenbuch Nr. 13664, München

99 Leon AS, Canetti I, Jacobs DR, Rauramaa R (1987) Leisure time, physical activity levels and risk of coronary heart disease and death. The multiple-risk-factor-intervention-trial (MRFIT). JAMA 258:2388-2395

100 Kolenda K-D (2005) Sekundärprävention der koronaren Herzkrankheit: Effizienz nachweisbar. Wirksamkeit von Lebensstilveränderungen im Vergleich zur medikamentösen Therapie. Dtsch Arztebl 102:A1889-1895

101 O'Connor GT, Buring JE, Yusef S, Goldhaber SZ, Olmstead EM, Paffenbarger RS, Hennekens CH (1989) An Overview of Randomized Trials of Rehabilitation with Exercise after Myocardial Infarction. Circulation 80:234-244

102 Linden W, Stossel C, Maurice J (1996) Psychosocial Interventions for Patients with Coronary Artery Disease. A Meta-analysis. Arch Intern Med 156:745-752

103 Friedman M, Thoresen CE, Gill JJ, Powell LH, Ulmer D, Thompson L, Price VA, Rabin DD, Breall WS, Dixon T, Leva R, Bourg E (1984) Alteration of type A behavior and reduction in cardiac recurrences in postmyocardial infarction patients. Am Heart J 108:237-248

104 Frasure-Smith N, Prince R (1985) The Ischemic Heart Disease Life Stress Monitoring Program: Impact on Mortality. Psychosom Med 47:431-445

105 Frasure-Smith N, Lespérance F, Prince RH, Verrier P, Garber RA, Juneau M, Wolfson C, Bourassa MG (1997) Randomised trial of home-based psychosocial nursing intervention for patients recovering from myocardial infarction. Lancet 350:473-479

106 Titscher G, Schöppl C (2000) Die Bedeutung der Paarbeziehung für Genese und Verlauf der KHK. Expertise für die Statuskonferencz Psychokardolgie

107 Medalie JH, Goldbourt U (1976) Angina Pectoris Among 10,000 Men. II. Psychosocial and Other Risk Factors as Evidenced by a Multivariate Analysis of a Five Year Incidence Study. Am J Med 60:910-921

108 Heine H (2004) Periphere Schmerzverarbeitung an Gelenken durch Akupunktur – Bedeutung des Parasympathikus. Dt Ztschr f Akup 47:15-23

109 Dixhoorn J v, Duivenvoorden HG, Staal JA, Pool J, Verhage F (1987) Cardiac events after myocardial infarction: Possible effect of relaxation therapy. Eur Heart J 8:1210-1214

110 Bernadi L, Sleight P, Bandinelli G, Cencetti S, Fattorini L, Wdowczyc-Szulc J, Lagi A (2001) Effect of rosary prayer and yoga mantras on autonomic cardiovascular rhythms: comparative study. Br Med J 323:1446-1449

111 Harrison LL, Leeper JD, Yoon M (1990) Effects of early parent touch on preterm infants' heart rates and arterial oxygen saturation levels. J Advanced Nursing 15:877-885

112 Report of a Research Committee to the Medical Research Council (1968) Controlled Trial of soya-bean oil in myocardial infarction. Lancet ii:693-700

113 Leren P (1970) The Oslo Diet-Heart Study. Eleven-year report. Circulation 42:935-942.

114 Woodhill JM, Palmer AJ, Leelarthaepin B, McGilchrist C, Blacket RB (1978) Low fat, low cholesterol diet in secondary prevention of coronary heart disease. Adv Exper Med Biol 109:317-331

115 Burr ML, Gilbert JF, Holliday RM, Elwood PC, Fehily AM, Rogers S, Sweetnam PM, Deadman NM (1989) Effects of Changes in Fat, Fish, and Fibre Intakes on Death and Myocardial Reinfarction: Diet and Reinfarction Trial (DART). Lancet ii:757-761

116 GISSI-Prevenzione Investigators (1999) Dietary supplementation with n-3 polyunsaturated fatty acids and vitamin E after myocardial infarction: results of the GISSI-Prevenzione trial. Lancet 354:447-455

117 Okuda Y, Kawashima K, Sawada T, Tsurumaru K, Asano M, Suzuki S, Soma M, Nakajima T, Yamashita K (1997) Eicosapentaenoic acid enhances nitric oxide production by cultured human endothelial cells. Biochem Biophys Res Commun 232:487-491

118 Christensen JH, Gustenhoff P, Korup E, Aaraöe J, Toft E, Mölkler J, Rasmussen K, Dyerberg J, Schmidt EB (1996) Effect of fish oil on heart rate variability in survivors of myocardial infarction: a double blind randomised controlled trial. Br Med J 312:677-678

119 Fraser GE, Sabat J, Beeson WL, Strahan TM (1992) A Possible Protective Effect of Nut Consumption on Risk of Coronary Heart Disease. The Adventist Health Study. Arch Intern Med 152:1416-1424

120 Singh RB, Rastogi SS, Verma R, Laxmi B, Singh R, Ghosh S, Niaz MA (1992) Randomised controlled trial of cardio-protective diet in patients with recent acute myocardial infarction: results of one year follow up. Br Med J 304:1015-1019

121 Yusef S, Wittes J, Friedman L (1988) Overview of Results of Randomized Clinical Trials in Heart Disease. I. Treatments Following Myocardial Infarction. JAMA 260:2088-2093

122 Weber F, Schneider H, von Arnim T, Urbaszek W for the TIBBS Investigators Group (1998) Heart rate variability and ischaemia in patients with coronary heart disease and stable angina pectoris. Eur Heart J 19:38-50

123 The EURopean trial On reduction of cardiac events with Perindopril in stable coronary Artery disease investigators (2003) Efficacy of perindopril in reduction of cardiovascular events among patients with stable coronary artery disease: randomised, double-blind, placebo-controlled, multicentre trial (the EUROPA study). Lancet 362:782-788

124 Antiplatelet Trialists' Collaboration (1994) Collaborative overview of randomised trials of antiplatelet therapy-I: Prevention of death, myocardial infarction, and stroke by prolonged antiplatelet therapy in various categaries of patients. Br Med J 308:81-106

125 Kochiadakis GE, Rombola AT, Kanoupakis EM, Zuridakis EG, Skalidis EI, Vardas PE (1996) Effect of Transdermal Scopolamine on Heart Rate Variability in Patients with Severe Coronary Heart Disease. PACE 19:1867-1871

126 Peters A, Dockery DW, Muller JE, Mitteman MA (2001) Increased Particulate Air Pollution and the Triggering of Myocardial Infarction. Circulation 103:2810-2815

127 Gold DR, Litonjua A, Schwartz J, Lovett E, Larson A, Nearing B, Allen G, Verrier M, Cherry R, Verrier R (2000) Ambient Pollution and Heart Rate Variability. Circulation 101:1267-1273

128 Grimm H-U (1999) Die Suppe lügt. Die schöne neue Welt des Essens. Knaur, München.

129 Angell M (2004) The Truth about the Drug Companies. How they deceive us and what to do about it. Random House, New York

Stichwortverzeichnis